解放心念

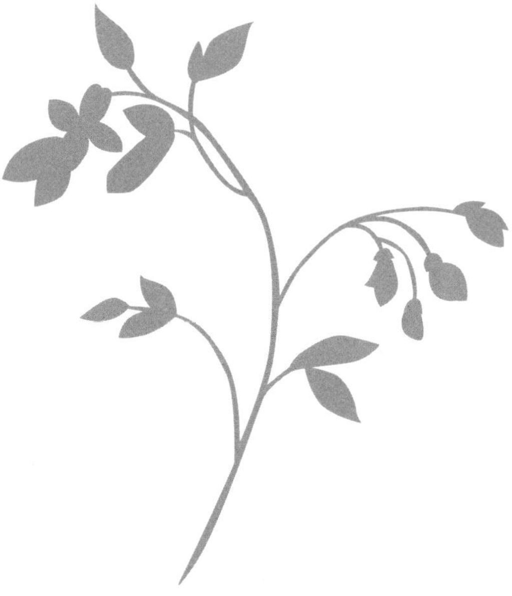

郝萬山／著

生命的開始就是衰老的啟動，
養生抗衰老是一輩子都要做的事情。

——郝萬山

自序

讓心靜下去，讓身體動起來

「健康」是人人都關心的永恆話題，數年前應《百家講壇》節目的邀請，希望我能從中醫文化的角度來說說「健康」，於是就有了寫作這本書的機會。

本書從健康的標準、亞健康的表現和危害、《黃帝內經》治未病的思想講起，進而闡述健康養生的理論和方法，也就是養生之道和養生之術。以大量實例闡明：不良情緒和情感、違逆自然規律和生命規律的行為方式、外界壓力和年齡的增長，都可以導致健康的損害，進而發展為亞健康直至疾病和衰老。並根據《黃帝內經》的觀點，提出保護健康也就是養生的「三大法門」：一是修身養性，減少不良情緒對身心健康的干擾；二是順應規律，減少人體生理機能的損耗；三是運用各種刺激手段，推動激發人體生理機能的活力。當然，還有一個方面，就是注意防禦外來的致病因素。

在修身養性的方法上，介紹心理平衡調節法、涵養道德法、靜心操作法、日常工作生活心態調整法等。在遵循規律方面，介紹《黃帝內經》中的陰陽五行學說，進而講述四季養生、晝夜養生的原則和方法。在推動激發人體生理機能的活力方面，介紹鞭策人體生理機能的操作技術和選擇刺激區域的多種思路。

強調「我的健康我做主」、「健康掌握在我手中」的健康管理觀念。突出「心要靜，身要動」的健康養生原則。力求做到理論與實踐相結合，中醫文化和現代科技相結合，古代健康養生理念和現代健康養生技術相結合，中西醫學和社會學、心理學相結合。

希望本書能為大家瞭解中醫文化中的基本健康理念，為提高讀者朋友們的健康素養，提供一些借鑒和參考。

郝萬山

目錄 CONTENTS

第一篇

修身養性，減少不良情緒對身心健康的干擾

第一章

你是健康人嗎

第二章

誰才是健康的保護神

第三章

看病因緣起，說化解關鍵

第四章

養心有法，自調有方

第二篇

順應規律，減少人體生理機能的損耗

第五章

天人相應，保養有道

第六章

人生有形，不離陰陽

第七章

知五行本義，得健康真諦

第八章

順應自然，養在四時

第九章

看五行生克，掌握養生要領

第十章

談五行搭配，看養生啟示

第三篇

運用各種刺激手段，激發人體生理機能的活力

第十一章

鞭策自調機能，激發生命潛能

第十二章

探經絡實質，做健康主人

第一篇

修身養性，減少不良情緒對身心健康的干擾

第一章

你是健康人嗎？

健康的四條標準是什麼？
對照一下，看看你是不是健康人。
不是健康人，也不一定就是病人，原因何在？
經常有難以恢復的疲勞感，沒有病但就是不舒服，是怎麼回事？
什麼人容易被亞健康盯上？該如何應對？
要提高生活品質，首先要活得舒服；要想活得舒服，就一定要消除亞健康和慢性病。

健康，是人生最重要的事情

有所藝術院校舉辦了一次關於心理健康的講座，主講教授一開講，就問了同學們一個問題：「各位同學，你們認為人生最為重要的是什麼？」同學們十分踴躍地回答道：是藝術、是事業、是愛情、是財富、是健康、是婚姻、是家庭、是名望、是地位……大家七嘴八舌，意見極不統一。

於是教授說：「請你們每個人選出你認為人生最重要的五個答案，寫在一張紙上。」大家寫好後，老師讓他們在五個最重要的答案中，忍痛割愛，刪去一個，留下更為重要的四個。接下來，再刪去一個，再刪去一個，直到剩下最後一個的時候，老師問：「你們留下的人生最為重要的事情是什麼？」同學們異口同聲地回答：「是身體、是健康！」

對人的一生來說，什麼最重要？肯定就是健康，因爲沒有健康，就沒有一切！

人類的各種社會活動和生產活動，終極目的是什麼？是為了人類的健康長壽和活得舒服。人類各種科學研究的終極課題是什麼？是人類如何才能健康長壽和活得舒服！

是不是健康人，這四條標準一看便知

要健康，就要懂得什麼是健康，我想問大家：你是健康人嗎？很多人說：我每年都到醫院體檢，各項物理檢查和生化檢驗結果都正常，醫生說我沒病，那我就是健康人。

是不是健康人，健康的標準是什麼，我說了不算，我們看看權威機構——世界衛生組織（WHO）對健康的定義。

一九八四年世界衛生組織制定的《渥太華憲章》中說：「健康，不但是沒有疾病和極度虛弱的症狀，還要有完整的生理、心理狀態和社會適應能力。」一個人，只有軀體健康、心理健康、社會適應良好和道德健康四方面都健全，才是一個健康人。

一個健康的人應具備以下四條標準：一是沒有生理性和遺傳性疾病；二是有自我控制能力；三是能正確對待外界的影響；四是處於內心平衡的滿足狀態。

健康的人，沒有生理性和遺傳性疾病

生理性疾病的含義是，身體器官的生理功能受損所導致的疾病。

一位五十歲的男士，因支氣管哮喘、肺氣腫、肺源性心臟病、右心功能不全來看病。他說他在四十一歲那年的冬末春初，得了一次重感冒，當時發熱怕冷，身上痛，沒有汗，他不想去醫院看病，也不想吃藥，心想：不就是一個感冒發熱嗎？醫生治療發熱不就是發汗嗎？於是他就到街上跑步，想跑出個大汗淋漓，看看發熱退不退。

沒有想到，他跑得精疲力竭、心慌氣喘，是出了汗，可是發熱並沒有完全褪去，反而引發了劇烈咳嗽、胸悶憋氣。咳嗽了一兩天，他出現了哮喘，咳喘憋氣不能躺下，這才不得已到醫院治療。

從此以後，他遇到冷風、異味、煙塵，甚至說話多了，都會引發咳嗽，甚至有多次哮喘急性發作，端坐呼吸，口唇發紺，打電話到醫院急診。就這樣反覆發作，幾年以後，他逐漸出現了心慌心跳、肝臟腫大和肝區壓痛的症狀，腳和小腿水腫，食欲不振、腹脹、噁心、嘔吐，白天尿少、夜尿增多。

醫院明確診斷為支氣管哮喘、肺氣腫、肺源性心臟病、右心功能不全。五十歲的他，連爬一層樓都感到困難，生活品質顯著下降。他的心和肺的生理功能發生了嚴重的障礙，這就是生理性疾病。

遺傳性疾病指的是因為遺傳因素所導致的疾病。

一位農村婦女，生了個男孩，這個男孩像一般的孩子一樣，一歲會走，兩歲會跑，可是到了兩歲多，這個孩子在走路或者跑的時候常常摔跤，開始的時候摔倒了，自己還可以爬起來，後來摔倒了，自己居然爬不起來了。三歲多的時候，別說跑，竟然連路都不能走了。到城裡的醫院檢查，醫生說這孩子得了一種叫進行性肌萎縮的病，是遺傳性疾病，由遺傳基因缺陷造成，沒有治療辦法。

這對夫婦無可奈何地帶著孩子回到了家鄉，實際上他們並沒有搞明白醫生所說的遺傳性疾病是什麼意思。鄰居們說，這個孩子已經是個殘疾人，你們再生一個吧。兩年以後，這對夫婦又生了一個男孩，兩人很高興，不料這個孩子又重複了哥哥走過的道路。後來，醫生告訴他們，這種遺傳疾病是顯性遺傳，只有男孩會得，生多少個男孩，都可能是這樣。這就是遺傳性疾病。

健康標準的第一條就是沒有生理性疾病和遺傳性疾病。

健康的人，控制情緒和行為的能力很強

這是從心理和情緒控制角度來說的。我們是人，和動物最大的不同是，人是有理智的，一個健康的人是能夠用理智控制情緒和一切行為的。

大城市的公共汽車，在上下班高峰的時候，常常十分擁擠，在這種情況下，你碰我一下，我踩你一下，很難避免，說聲「對不起」、「沒關係」，相視一笑，相安無事，這就是健康人的行為。可是我們有時候會看到，就是這樣無意中擠一下、踩一下，一方就罵：「什麼人呀，你有病呀！」另一方就說：「你才有病呢！」於是兩人就對罵起來，甚至動起手來。按照世界衛生組織的標準，他們兩個人都明確地診斷對方有病，要我說，他們的診斷都正確，他們確實都有病，不過，這不是醫生所說的一般意義上的病，而是健康標準中「沒有自我控制能力」的「病」。

兩個年輕女孩從農村到城市裡打工，合租了一個公寓，養了一條小狗，這條小狗一放出門來，就到對門的門口撒一點尿，留一個標記，表示它來過這裡，這是它的領地。對門住的是一個小夥子，每次開門都會聞到狗的尿騷味，後來關上門還是尿騷味撲鼻。小夥子多次和這兩個女孩交涉，請她們管管自己的狗，但小

狗依舊我行我素。小夥子又一次交涉，其中一個女孩生氣地說：「大哥哎，它是畜生，你怎麼和它一般見識！」言外之意，是罵小夥子和狗一般見識，也是畜生。小夥子怒不可遏，轉身從房間裡拿出一把長長的水果刀，直接刺入這個女孩的胸膛，女孩當場死亡。另一個女孩見勢不妙，順著走道往樓梯跑，小夥子在後邊一面追，一面用刀捅她的後背，捅了十多刀，後來經過搶救，她才算保住了一條命。

這是健康人嗎？可以說，他們都沒有控制能力，都不是健康人。由於沒有控制能力，最終斷送了幾個年輕人的一生。

有人可能認為，沒有控制能力的人，常常是因為素質低、好衝動，那麼受過高等教育、有文化素質的人，控制自己的能力就強嗎？

某天，一架客機剛剛降落到某機場，一個年輕女子就立即往前擠，急著下飛機，把一個老太太撞了一個搖晃站不穩。老太太的女兒說了一句：「這人真沒有素質！」不料那個女子回頭說：「你才沒素質呢！」於是兩個人就對罵了起來。先是用國語對罵，隨後用日語對罵，接著用韓語對罵，再接下來用英語、法語、俄語對罵。除了用國語外，還用了多種外語對罵，以此來顯示自己是有素質的。

這件事情被同機的一個記者看在眼裡，就報導了出來，多家小報轉載。我想，這兩個人可能都受過高等教育，甚至可能是專門研究外語的高級人才，因為我們一般人學外語，都是先學「你好」、「謝謝」、「再見」、「對不起」，沒學過用外語罵人。她們能用好幾種外語罵人，很可能是周遊世界、研究外語的專門人才，受教育的程度一定很高，但都沒有控制情緒和行為的能力，或者自我控制能力很差，她們都不算是健康的人。

健康的人，能正確對待外界的影響

有的人好像是為輿論而活著。某高級工程師，因失眠來找我看病，他在事業上應當是成功人士，在網上可以查到他的文章、著作和業績。可是他天天上網。看什麼？看別人都說自己什麼，看別人對自己的評價。看到說自己好的，高興得睡不著覺，於是就失眠。看到批評自己或者罵自己的，憤怒到血壓升高，於是也失眠。這就是他失眠的原因。我說：「**你是爲自己、爲事業活著呢，還是爲輿論活著？**」他也不知道為什麼活著。

有人看到股市狂飆，把所有積蓄都投了進去，甚至還借了錢投入股市。沒過幾個月，股市一落千丈，恨不得跳樓。

二〇一一年夏天，英國的年輕人鬧動亂，員警把一些年輕學生「打、砸、搶」的鏡頭在電視上反覆播放。一位母親居然在電視裡看到自己的女兒和一幫小流氓在商店搶劫平板電腦，大吃一驚。她怎麼也想不明白，自己一手帶大的女兒，平日裡老老實實、循規蹈矩、溫柔體貼、知書達理，怎麼會和一幫小流氓、小暴徒一起搶劫商店？她立即打電話報警。

媽媽後來問女兒：「你為什麼和一幫小流氓去搶劫商店？」

女兒回答說：「媽，那不是小流氓，那都是我們同學，大家都搶，我不搶就不夠英雄。」

媽媽問：「你為什麼不去自首？」

女兒說：「我們同學都不去自首，我自首就是不講義氣，出賣同學。媽媽，可是我在學校已經好幾天睡不著覺、吃不下飯了，我內疚、自責、懊悔。幸虧媽媽報警，看到電視畫面的其他家長也都報了警，員警把我們叫到警局，我們把搶來的東西交出來，寫了報告，就可以和媽媽一起回家了。媽媽，今天我終於可以睡一個安穩覺了。」

這就是不能正確對待外界影響的表現。受從眾思想的支配，出現了道德的偏差：明明知道搶商店是不對的，可是大家都在搶，我也就搶；明知應該自首，可是大家都不去，我也不去。於是自己也就背離了道德規範，出現了道德偏差。

青少年在成長的過程中出現這種情況，常常是不可避免的，因為他們的心理發育還不健全，還需要繼續成長。可是如果一個成年人也不能正確對待外界的影響，而出現這種從眾的越軌行為，那就是不健康的表現了。

健康的人，處於內心平衡的滿足狀態

在任何時代、任何國家和地區，人與人之間，在社會地位、經濟收入、生活水準等多方面，都不可能是絕對平等、絕對平均的，因為一個社會需要由各個階層的人來構成，有了階層，就有了差別。一個健康的人，不管他處在社會的什麼地位和階層，都應當有一種知足常樂、內心平衡的滿足感和幸福感。

這就是中醫理論的奠基著作、經典著作《黃帝內經》中所說的：**「美其食，任其服，樂其俗，高下不相慕。」**你吃你的山珍海味，我不眼饞；我吃我的粗茶淡飯，我就感到味美香甜。你穿你的高檔名牌，我不羨慕；我穿我的布衣麻衫，我就喜歡。你開你的高檔轎車，出入高級會所，閒時去去健身房，打打高爾夫，我不嫉妒；我騎我的自行車，出入花鳥魚蟲市場，閒來約幾個驢友，爬爬山、游游泳，過過田園生活，樂得個自在清閒。你做你的高官、總裁、董事長、總經理，我不羨慕；我做我的員工、農民、工人，不操那麼多心，我就滿足。只有這樣，才能保持一種內心平衡的滿足感，才是一種健康人的心態。

這並不是要人們滿足現狀，不求進取。**每個人都應當在事業上不斷進取，在財富上不斷追求，在學術上不斷創新，但不管你處在什麼地位或者什麼階層，都要時時找到一種滿足感和幸福感，也就是中國人常說的「知足常樂」的感覺。**有這種感覺，就是健康人；沒這個感覺，或者找不到這種感覺，就不符合健康的標準。

某位教授級高級工程師來找我看病，六十一歲，得抑鬱症伴有焦慮半年。我問他得病的緣由。他長長地出了一口氣說：「哎！我這輩子，從來就沒有舒心過。」也就是說，他這一輩子，從來沒有過內心平衡的滿足感。他說他在某設計院工作，主持設計過不少大型專案，但成果交出去的時候，總是將主管的名字掛在第一位，他心裡一直不平衡。對於這種情況，我想大家都能夠理解，是由公司出面簽訂的設計合約，當設計完成後，由主管領頭交付成果，具體參與設計的任何一個工作人員都是職務行為。但這位教授級高級工程師心裡就是不平衡。

他還說，按照公司的慣例，教授級高級工程師應當是六十五歲退休，結果在他六十歲生日的隔天，公司通知他到人力資源部辦理退休手續，理由是最近幾年教授級高級工程師人數大大超編，要給年輕人讓位子。他心裡更加糾結，更加不平衡：「憑什麼過去都是六十五歲退休，到了我這裡就改成了六十歲退休？」於是他就和人力資源部的人吵了起來。

他對我說：「我這口氣實在咽不下去呀！退休的手續辦完了，我就病倒了，眼看著一生壯志未酬，機會卻已經走到了盡頭，我不甘心呀！」不禁捶胸頓足，說完已經是涕淚縱橫、精疲力竭。

且不說這位先生當前抑鬱焦慮的狀態已經是醫生可以診斷的疾病，就說他這一輩子的心態，從來就沒有內心平衡、滿足的時候，能說他是健康人嗎？

由此我們知道：**健康包括軀體健康和心理健康兩方面，無論是哪一方面的失調，都是健康的失調，都不是健康人。**

沒有病但不舒服，究竟是為什麼

健康應當包括**軀體健康和心理健康**兩方面，這並不是現代人提出來的，兩千多年前就已經成書的《黃帝內經》早有這樣的認識。

流傳至今的《黃帝內經》分為《素問》和《靈樞》兩本書，每本書各有八十一篇文章，據考證是戰國時期由眾多醫學家寫成的。中國常常推崇先賢，所以書中許多文章，是以遠古時期黃帝和懂醫學的大臣如岐伯等用對話的形式呈現的。把這些文章編輯成論文集的人，就將它命名為《黃帝內經》，這也是今天中醫界把中醫學稱為「岐黃之學」的由來——岐就是岐伯，黃就是黃帝。

《素問．上古天真論》裡說：「心安而不懼，形勞而不倦……形體不敝，精神不散……形與神俱，而盡終其天年，度百歲乃去。」這裡講的「心安而不懼」、「精神不散」，就是指心理健康；「形勞而不倦」、「形體不敝」，是指軀體健康；「形與神俱」，是指形體和心理都健康，身心靈合一。只有這樣，才能「盡終其天年」，也就是活到人應當活到的壽命。

這個壽命是多少歲呢？「度百歲乃去」，也就是一百歲。

心理是指生物對客觀物質世界的主觀反應，心理現象包括心理過程和人格。簡單來說，心理就是精神，是感覺、知覺、思維、情緒、情感、性格、能力的總稱，是客觀事物在人類頭腦中的反映。

當我們知道了健康包括軀體健康和心理健康以後，我們就會提出新的問題：

「如果對照健康的標準，我不是健康人，那就一定是病人嗎？可是到了大醫院，經過一系列的檢查，醫院診斷說我沒有病，那就一定是健康人嗎？」

醫院檢查說沒病，可是就覺得身體和心理上有種種不舒服，這是怎麼回事？這是什麼狀態？是不是需要注意？

其實，這就是亞健康狀態，需要引起足夠的重視。這就涉及我們接下來要講的第二個問題：什麼是亞健康？

二十世紀八〇年代，國際上有人針對世界衛生組織關於健康定義的研究發現，現實生活中有許多人存在著一種似健康非健康、似病非病的中間狀態。由於過去人們習慣把健康狀態稱為第一狀態，把患病的狀態稱為第二狀態，國際上有人就把這種介於健康和患病之間的狀態稱為第三狀態，也稱中間狀態、灰色狀態、病前狀態、亞臨床狀態、臨床前期、潛病期、前病態等。一九九六年一月，《健康報》開闢了一個《亞健康學術探討》專欄，在這個專欄裡，陸續發表了首先提出「亞健康」這個詞的青島大學醫學院的王育學教授和其他專家的一些文章。大家初步把亞健康的含義界定為「介於健康和疾病的中間狀態」。

在相當高水準的醫療機構，比如縣級醫院以上，經過系統檢查和單項檢查，沒發現有疾病，但自己確實感覺到了軀體和心理上的種種不舒服，這種情況就叫作亞健康。

冠軍是第一，亞軍是第二，亞軍是次於冠軍的，亞健康就是次於健康的。亞健康也就是介於健康和疾病之間的一種生理功能低下和心理適應能力低下的中間狀態，是機體在沒有或者還找不到器質性病變確切證據的情況下，發生的一系列功能性的改變。再說通俗一點就是，**沒病，但就是不舒服。**

健康—亞健康—疾病衰老，這幾種狀態之間是動態變化的，不是一成不變的。不過亞健康怎樣與疾病及健康狀態進行界定，目前並沒有統一標準。但是亞健康的基本表現，是我們每一個人都應當瞭解的。

哪些人疲勞難恢復、心情總不佳

亞健康的表現是多種多樣的。

一類是軀體的不適症狀，主要特點是**持續的、難以恢復的疲勞感和頭痛**，伴有頭暈、咽喉痛、頸肩肌肉拘謹疼痛、腰痠背疼、肌肉痠痛、關節疼痛、兩腿痠沉、容易感冒、經常低熱、多汗、莫名的胸悶氣短、胸痛嘆氣、心慌心跳、心悸口乾、緊張手顫、尿頻腹瀉或大便秘結、血壓不穩、食欲不振、腹脹噯氣、性功能減低、月經紊亂、痛經、血脂輕度增高、尿酸輕度增高、糖耐量輕度異常，有以上的部分症狀並且持續三個月以上，通過各種檢查，又不能診斷為明確的器質性病變的，就可以判斷為亞健康。

一類是心理精神的不適，比如莫名的**焦慮不安**、膽小恐慌、嫉妒多疑、疑病猜忌、**神經質**、**失眠噩夢或者入睡困難**（或者多夢易醒，或者早醒、醒後再難入睡，或者睡不夠、多睡，坐下來就想睡，睡醒後無法消除疲勞）、心煩鬱悶、情緒低落、興趣減少、悲觀冷漠、自責內疚、缺乏活力、性欲淡漠、記憶力減退、思維反應遲鈍、注意力不集中、容易走神、工作學習能力下降。這些人容易激動，容易生氣，愛鑽牛角尖，過於在意別人對自己的評價，社會適應能力和社會交往能力降低，人際關係緊張，道德行為偏差，以致有從眾的越軌行為，進而產生內心深處的不安和沮喪，自我評價降低，自暴自棄。有以上部分的表現並且持續三個月以上，但又算不上診斷為躁狂抑鬱症、精神焦慮症、精神恐懼症等疾病指標的，就可判斷為亞健康。

其實一個亞健康狀態的人，心理不適和軀體不適的症狀都是同時存在的。

哪個年齡層的人容易出現亞健康狀態呢？

很多人認為，亞健康是中老年人的事情。這種說法有沒有道理？應當說，有一定的道理，但不夠全面。這種說法的道理在哪裡呢？從中醫的角度來說，隨著年齡的增長，氣血陰陽逐漸衰減，正氣逐漸衰減，人體的生理機能、抗病能力、康復能力、機體的自我調節能力逐漸下降，出現亞健康狀況按理說應當比較多。從西醫的角度來說，隨著年齡的增長，機體的生理功能和免疫機能下降，健康失調的情況也就逐漸多了起來。因此一般認為，中老年人出現亞健康狀態的比較多。

這個認識不夠全面的原因在哪裡呢？年輕人雖然免疫機能和自我調節方面比中老年人有優勢，但不要忘記，健康包括軀體和心理兩方面，年輕人在心理方面缺少中老年人所經歷的磨練，同時又面臨著升學、就業、職場競爭、婚姻戀愛等多個人生的十字路口、人生的關鍵時刻，處理不好，會影響一生的命運，壓力顯然會很大，隨之而來的問題也會很多，所以年輕人出現亞健康狀態的也十分多見。

因此，我的結論是，**在任何年齡層都有大量的亞健康人群，亞健康並不是中老年人的專利，和年輕人的關係也十分密切。**從流行病學的調查來看，中青年的亞健康發生率反而是最高的，甚至在中小學生中，也不乏亞健康狀態的孩子。

國內很多專家通過對不同地區公務員、企業家、普通員工、教師、學生、軍人等不同職業人群的調查研究發現，健康者大約佔百分之十五，明確診斷為有病者大約也佔百分之十五，屬於亞健康狀態者大約佔百分之七十。毫無疑問，亞健康狀態者是人群中的大多數，這是一個極其龐大的字。

養生抗衰老是一輩子都要做的事情

我們應當清醒地看到，從健康到亞健康，再到疾病、衰老和死亡，是人一生生命過程的自然流程。從這個流程上看，毫無疑問，亞健康是疾病的前奏、衰老的前兆。因此，世界衛生組織把亞健康當作是二十一世紀人類健康的頭號殺手。

有人認為，衰老是老年人的事，年輕人抗什麼衰老？其實在生理學上，把衰老看作是從受精卵開始一直進行到老年的個體發育史。也就是說，**生命的開始，就是衰老的啓動。所以養生抗衰老，從小就要開始，一生中都要進行。**

當然，**衰老是生命的過程，而不是一種疾病**，但是在逐漸衰老的同時，機體功能和心理適應能力的下降，造成了亞健康狀態，以致許多小病和慢性病的發生，所以衰老就和亞健康以及慢性病發生了聯繫。**抗衰老的過程，就是抗亞健康的過程，就是抗慢性病的過程。**

第二章

誰才是健康的保護神

影響人體健康和壽命的內部因素與外部因素是什麼？

保護人體健康的關鍵是什麼？

不良情緒對身體的影響：直接導致人體的氣機紊亂，並能直接傷及內臟。

怒、喜、思、悲、恐這五種情緒過度會對健康造成什麼樣的影響？

中醫學所說的「脾」的原義是什麼？

「恐傷腎」，為什麼雞、豬、人都會遇到這類問題？

保護人體健康的關鍵是自調機能

要想知道怎樣管理自己的健康，就應當知道**保護人體健康的關鍵是什麼，還要知道影響人體健康和壽命的因素是什麼**。知道了這兩點，我們才能知道如何養生、如何消除亞健康、如何預防疾病和抗衰老、如何管理自己的健康和處理健康的失調。

曾擔任世界衛生組織總幹事的鐘道恒說過：「多數人不是死於疾病，而是死於無知。」因此，我們要藉此機會，談談有關健康的根本問題。

保護人體健康的關鍵是什麼？也就是，人體健康的保護神是誰？

保護人體健康的關鍵，是人體的自我調節機能，這個機能是與生俱來的，是自動調節的，又是優化調節的，也就是把人體的機能自動調節到最佳狀態。

自調機能的主要功能：對內調節人體各器官之間的協調性和穩定性，對病變進行自我修復和自動康復；對外調節人體對外部環境的適應性和順應性，並抵禦各種致病因素。

對內調節人體各器官之間的協調性和穩定性。比如我們吃飯，食物到了嘴裡，唾液分泌自動增加，對食物進行了初步的攪拌和消化，同時胃液開始分泌，胃的蠕動增強，膽汁、胰液排入十二指腸，腸液分泌增加，腸蠕動加強，為食物的消化和營養的吸收創造了條件。這個複雜的過程，是多器官協調共同完成的，是自動進行的，我們每個人從來沒有用意念指揮或命令過這個過程。

這個調節機能又是優化進行的：你吃的脂肪類食物多，消化道會自動識別，就多分泌消化脂肪的酶；你吃的蛋白類食物多，人體就自動多分泌消化蛋白類的酶；你吃的碳水化合物類食物多，人體就自動多分泌消化碳水化合物的酶。

它的精確程度和複雜程度，遠遠超越我們的想像，而且當內部組織器官發生損傷或者疾病的時候，它又有自動康復和修復的功能。

對外調節人體對外部環境的適應性和順應性。最簡單的例子：外面天氣熱了，我們的身體自動打開汗孔，以出汗的方式來散熱。汗出多了，一部分體液通過汗水外排了，於是就自動減少尿液的排泄，以保證體液的總量。天氣突然冷了，為了減少熱量的散失，人體立即把汗孔關上，減少出汗，減少散熱，多餘的水液就要自動從尿排出。這些過程也沒有任何一個人是用大腦指揮來完成的。

我這裡僅僅是舉了一個極其簡單的例子。我們人體極其複雜的生理活動、極其複雜的各種生理功能、抗病能力和得病以後的康復能力，都是依靠這個調節機能自動進行的，直到今天，人類對這一自調機能的許多細節，還知道得很少很少。

這個機能，在《黃帝內經》裡用「真氣」、「正氣」一類的詞彙來表達，比如「恬淡虛無，真氣從之」、「正氣存內，邪不可乾」。這裡的「真氣」和「正氣」，都是指人體的自調機能。

中醫所說的「氣」，我們今天該怎麼理解？

從《黃帝內經》用到「氣」的詞例來看，氣是物質的，構成萬物的是氣，構成人體的是氣，氣就是物質。氣是攜帶有能量的，如水穀精氣攜帶有食物化生的能量，我們說這個小夥子很有力氣，就是說這個小夥子可以發出很大的能量。氣又是資訊的載體，如病氣攜帶有病理的資訊，寒氣攜帶有寒冷的資訊。氣的外在表現又反映出一種功能，比如可以推動血液循環的是心氣，有推動血液循環的功能。

所以「真氣」、「正氣」，就是指保護人體健康的自我調節機能。這個機能良好，就不得病、少得病。毫無疑問，一個內部器官的功能協調穩定、對外環境能夠很好地適應和順應的人，就是健康人。因此，**與生俱來的自我調節機能，是人類以及其他所有生物的健康保護神，也是這個物種能夠繁衍生存的根本原因。**

於是我們就可以得出這樣的結論：**導致個體出現健康問題的主要原因就是人體自調機能的失調或下降。**

影響健康和壽命的四大內在因素

導致自調機能失調或下降的原因，也就是影響健康和壽命的原因，有外部的，也有內部的。

有人說影響健康和壽命的因素是遺傳，生命是爸媽給的，人的命，天註定，養不養生都沒用。有人說影響健康和壽命的因素是醫療水準和醫療條件，你看很多醫院做廣告說「把健康交給我們！」；還有人說影響健康和壽命的因素主要是社會和環境，比如戰爭動亂、自然災害、環境污染等，肯定會影響整個人群的健康和壽命。這些說法有一定的道理，都是影響整個人群健康和壽命的因素，但這些因素在影響整個人群健康和壽命所佔的比例各是多少呢？二十世紀九〇年代世界衛生組織調查研究結果顯示，影響整個人群健康和壽命有關的因素所佔的比例中：遺傳因素佔百分之十五——在這一方面，有遺傳疾病的個人確實無能為力，這是爸媽給的，但如果要生寶寶，懷疑自己所懷的寶寶有遺傳問題的話，可以先做染色體的檢查，如果有遺傳問題，就終止妊娠，這是可以預防的；醫療服務條件的好壞只佔百分之八——世界各國對醫學人才的培養、醫院的建設、醫療設備的投資，都付出了巨大的經濟代價，但是在保障人類健康和壽命上，其實所起的作用也僅僅是百分之八而已，成本效益實在是太低了；社會因素佔百分之十，環境因素佔百分之七——戰爭動亂、自然災害、環境污染等肯定會影響整個人群的健康和壽命，這些因素的影響力度，合起來也就百分之十七罷了；剩餘的百分之六十，卻與個人精神心理狀態、行為方式、飲食起居、生活習慣等相關，是人自身的問題。

我認為內部的、屬於個人可以掌控的影響健康的因素有四大方面：

一是不良情緒與情感對自調機能造成的干擾和抑制。

二是違逆自然規律的生活方式對自調機能造成的過度耗損甚至傷害。

三是缺少運動、不良嗜好、年齡增長等原因，導致自調機能的疲勞與衰退。

四是不注意防禦外來的致病邪氣。

顯然這都是需要自己掌控的。所以我認為：健康是掌握在自己手中的，健康是需要自己管理的，我的健康我做主！

自調機能為什麼容易被不良情緒「打擊」

先談談不良情緒和情感對自調機能的影響，也就是對健康的影響。

大家可能都聽說過一句話：「酒逢知己千杯少，借酒澆愁愁更愁。」這是為什麼呢？

酒精進入體內，人體的肝臟就會自動分泌酒精脫氫酶，酒精脫氫酶會把酒精分解為二氧化碳和水，二氧化碳通過呼吸排出體外，水通過汗和尿液排出體外，這就是人體自調機能對飲酒的自動化反應。遇到知心朋友，說話投機、高興，酒精脫氫酶就分泌得多，進入體內的酒精就會隨時得到分解，喝了很多，居然也不醉。同是這個人，遇到煩心事，鬱悶焦慮，這個時候獨飲悶酒，肝臟受到不良情緒的抑制，幾乎不分泌或者很少分泌酒精脫氫酶，雖然只喝了一點點酒，但是不能及時分解，於是就醉倒了。這就是「酒逢知己千杯少，借酒澆愁愁更愁」的心理、生理基礎，**反映了情緒對人體自調機能的影響**。

幾年前，和幾個初中老同學聚會，其中有兩個同學是半個世紀沒有見過面的，聊起少年時的夥伴和事情，既親熱又高興，大家食欲都很好。一個同學突然接了一個電話，隨後我就發現他臉色變了，也不怎麼說話了，很少動筷子吃東西了。飯後我偷偷問他：「你接了一個什麼電話？」隨後他就不高興了。他鬱悶地說：「公司來電話說，這次晉升教授級高級工程師，由於名額限制，我被刷下來了。唉！我都要退休啦，只有這一次的機會，沒有想到是這樣的結果，你說我還能吃得下飯嗎？」大家看看，**情緒對消化機能的影響**，就是這樣立竿見影。

一次我在門診，一個肚子痛了兩年的女病人從外地來看病，四十多歲。她說：「三年前我做了節育手術，手術後原本沒有感到有什麼不舒服。兩年前，我的鄰居也做了節育手術，可是她的手術傷口總不癒合，而且常常肚子痛，到醫院反覆檢查，後來又剖腹探查，原來是手術的時候醫生粗心，一塊紗布落在了她的肚子裡，所以傷口總長不好。取出紗布以後，她就慢慢好了。我問鄰居：『誰給你做的手術？』，鄰居說：『是縣醫院婦產科的某某主任。』，我說：『呀！我的手術也是他做的，他這麼馬虎，給你留下一塊紗布，會不會也給我的肚子留了一樣東西呀？』我一摸我的開刀傷口，很硬，以前我沒有注意過這個問題，現在一摸很硬，這不像是紗布，是刀子？鉗子？剪子？鑷子？當時我就嚇得出了一身冷汗，那天晚上我緊張得一夜沒有睡，總覺得開刀傷口這麼硬，肯定是有東西呀。第二天，這個地方就發脹，不久就痛了起來，痛得不能忍受。於是到醫院找這個婦產科主任檢查，做了超音波、電腦斷層，主任說什麼都沒有。他做的手術，有東西他能承認嗎？我肚子疼痛越來越重，不得已到城市去檢查，城市的醫生也說是什麼都沒有。什麼都沒有，為什麼痛？官官相護，醫醫相護，肯定有問題，只是醫生們不承認罷了，甚至他們建議我到精神科看看，這不是明擺著懷疑我是精神病嗎？我痛苦難耐，而且醫生還說我沒有病。郝大夫，我委屈呀！」

我聽完了她的敘述，對她說：「你的功夫夠深的呀！」

她吃驚地反問我：「你是什麼意思？」

我說：「練功守丹田，還要守而不守，不守而守，似守非守，意綿綿，若有若無，若存若亡。你可好，是死守，而且守的是惡性意念。開始脹，那是意念所聚之處導致了氣滯；隨後痛，那是氣滯之後造成的血瘀。如果照這樣發展下去，氣滯血瘀，痰阻濕留，最後就可能長惡性腫瘤。」

我不是嚇唬她，**惡性腫瘤的病因雖然至今還不確切知道，但國際上很多醫學家認爲，它和不良情緒、心理創傷在潛意識中留下的記憶有關。**這個病人雖然可以診斷為焦慮症、疑病性神經症，已經不屬於亞健康的範疇，但顯然她的病和心理情緒因素密切相關。通過解說引導和藥物治療，這個病人後來還是痊癒了。當她痊癒後回憶起當年的病痛，自己都覺得好笑。

一個農民一向健康，在突然遭遇極度驚嚇之後，出現了肚子痛，越痛越厲害，急忙被送入醫院。醫生檢查，病人整個腹部壓痛、反跳痛、肌緊張都存在，剖腹檢查，居然發現小腸多處穿孔，於是進行了小腸修補術。據統計，急性闌尾炎出現穿孔而引發急性腹膜炎的病人、胃穿孔引發急性腹膜炎的病人，有很多是由緊張和焦慮引發的。

這屬於急性應激反應性疾病，不僅人類有，動物也有。《世說新語》裡有一個「柔腸寸斷」的故事：桓溫帶著部下去四川，坐船到達三峽的時候（那個時候的三峽，還是「兩岸猿聲啼不住」的時代），他的部下中有一個人上岸捉了隻小猴回到船上，母猴沿江哀號，跟著船跑了百餘里仍然不肯離去。後來母猴從岸邊跳上了船，但一跳到船上，就大叫一聲，倒地氣絕身亡。這個人剖開母猴的肚子一看，發現「腸皆寸寸斷」，母猴的腸子多處出現了穿孔。這就是動物的急性應激反應性疾病。

有人從飼養大白鼠的籠子裡，抓出兩隻大白鼠，放在和貓隔一道鐵絲網的籠子裡。兩隻大白鼠躲在籠子的另一角，全身顫抖，不吃不喝，沒超過四十八小時，先後都死了，而原來籠子裡的大白鼠都活得好好的。這是極度恐懼、精神崩潰嚴重抑制和干擾了大白鼠的自調機能，直接導致了死亡。

中醫理論的奠基著作《黃帝內經》認為：**不良情緒直接導致人體的氣機紊亂，並能直接傷及內臟**。「氣機」是中醫術語，簡單來說，「氣機」就是「氣的運動」的簡稱。

我們人體的氣，該升的升，該降的降，該出的出，該入的入，但一定要流暢無阻。比如我們吃了飯，食物從胃到小腸，從小腸到大腸，從上往下走，這是「胃主降濁」；小腸吸收的營養，通過淋巴、血液循環，向心、肝、肺輸送，這就是「脾主升清」。胃的降濁和脾的升清，相輔相成，共同完成了我們對食物的消化、對營養的吸收，這就叫氣的升和降，也就是氣機的升降。

「一點火就著」的脾氣為何不利於健康

《黃帝內經》裡說，「怒則氣上」、「怒傷肝」。如果一點火就著，根本不值得發怒的事情也發怒，往往是肝火旺的表現。如果一點都不會生氣，這人也不正常，可能和肝氣、肝血太虛有關。如果狂怒、暴怒，「怒則氣上」，就會感到氣直沖腦門，引發血壓升高，頭暈目眩。

北京某大學有一位工友，剛過五十歲，某天中午在食堂排隊買飯，看到有同學插隊，就罵這些學生不懂事理，不是人養的，於是學生就和他吵了起來，吵著吵著，工友當場倒地，昏迷不醒。人們把他送到醫院，急診醫生診斷為腦出血，從發病到死亡不到四個小時。這位工友平時有高血壓，但是他不知道控制自己的怒氣，「怒則氣上」，血隨氣湧，血壓突然增高，腦血管爆裂，就這樣斷送了自己的生命。

什麼叫「怒傷肝」？比如有的女士在月經期，盛怒之後月經突然中斷，隨後出現了小肚子脹痛、兩脅痛、肝區痛、乳房脹痛、眼睛脹痛，還有嚴重的頭痛。為什麼？因為肝的經脈從腳沿腿的內側上行，抵少腹，絡陰器，布兩脅，絡膽屬肝，繼續上行過乳房，連目系，和督脈交於巔頂。她在盛怒以後，整條經脈的氣血都是瘀滯的，在其循行部位上都出現了脹痛的現象，所以說「怒傷肝」。

「笑一笑，少一少」：喜悅背後的健康密碼

喜悅的情緒，是一種對健康有益的情緒，因為這種情緒使人的身心放鬆。氣血循環暢達，這就是「氣緩」的意思，緩就是鬆，這當然有利於健康。所以人們

常說「笑一笑，少一少」，但如果是有心臟病的人，驚喜、狂喜、暴喜對他們而言是不能承受的。

多年前，某醫院心臟內科收治急性心肌梗塞的病人很多。那個時候治療急性心肌梗塞沒有現在的溶栓技術、冠狀動脈支架手術、冠狀動脈搭橋手術等，醫生們都是採用中醫、西醫的保守治法，防止病人發生心律失常、心源性休克和心力衰竭。

有一個男病人，五十多歲，因急性心肌梗塞住院，醫生用中西醫結合的方法保守治療，病情已經穩定，預計七天後就可以下床活動了。醫生每次查房，病人總是說他的小女兒怎麼漂亮、怎麼孝順。醫生說：「你的小女兒在哪裡呢，為什麼不來看你？」他說在海南島。從海南島回到北京，當時需要先坐船，再坐很慢的火車，很費時間。

在第六天的早上，一個打扮入時的女孩急急忙忙地來到病房，說是從海南島來，要去看她父親。雖然不是探視時間，但護士破例讓她見她父親一眼，並說給她父親通報一聲。這個女孩攔住護士說：「別！別！我要給我爸一個驚喜。」當這位女孩打開病房的門，叫著「爸爸！爸爸！」撲向病人的時候，病人看到他日思夜想的小女兒突然出現在他面前，一激動，心臟突然停止跳動了。醫護人員經過半個多小時的全力搶救，終無回天之力，病人就這樣含笑去世了。

所以，**有嚴重心臟疾患的人，驚喜、狂喜、暴喜這樣的情緒都要避免，一定要保持情緒穩定。**

「脾」的本義是什麼？為什麼說「思傷脾」

思考問題是我們正常人普遍存在的心理活動，是一個人的正常生理功能，不會對健康造成損害。但**如果思慮過度或所思不遂，就會導致氣機的鬱結，尤其是脾氣的鬱結。**

「脾」是什麼東西呢？

中醫是用中文來表達的，有一些文字原始的意思和現代的意思已經不一樣了。

我們設想還原一個遠古的情景：那時候還沒有文字，人類的語言也極其簡單。有這樣一個原始人，大概一兩天沒有找到足夠的東西吃了，餓得頭暈眼花，冷汗淋漓。這時，他突然看到草叢深處有一隻鹿在吃草，於是就撿起一塊石頭朝鹿的頭部砸去，但是他餓得沒有力氣，鹿並沒有被砸倒，掉頭就跑，這個原始人就追，哪裡能追得上呀！

突然他看到遠處有三個原始人朝這邊走來，於是就大喊：「ㄨㄟˋ！ㄨㄟˋ！」同時用雙臂做著合圍的手勢，意思是讓那三個人把鹿包圍起來。他們立即迎面朝這頭鹿圍過來，一頓亂石把鹿砸倒了。四個人圍上去，用鋒利的指甲撕開鹿皮，開始吃鹿肉。毫無疑問，那還是一個茹毛飲血的時代。

當這四個原始人吃到腹腔的時候，發現有一個囊狀的袋子，撕開一看，裝著鹿剛才吃的青草，於是他們就想：「我的肚子裡也應當有這樣一個裝食物的袋子，把吃的鹿肉包圍起來，這樣就不會讓鹿肉滿肚子亂跑，這個東西叫什麼好呢？就叫ㄨㄟˋ吧。」

「胃，圍也。圍受食物也。」以後有了文字，也就把「胃」和「圍」分開了，胃之所以讀ㄨㄟˋ，就是指可以包圍、包裹和盛受食物的意思。

四個原始人接著看到，在胃的下面連接著一條長長的管道，這條管道和胃連接的地方，裡面還是綠色的草末子，到了接近肛門的地方（也許那時還沒有「肛門」這個詞彙）就變成了黑黑臭臭的糞球，於是就想：「我的肚子裡肯定也有這樣的管道，這個管道一定要通暢呀，如果不通暢，那就會不放屁、不拉屎，肚子脹、肚子痛，那一定受不了，於是就叫它ㄔㄤˊ吧？」

「腸，暢也。通暢胃氣，去滓穢也。」以後有了文字，就把「腸」和「暢」

分開了，但讀音仍然相似。

這幾個原始人，原來餓得頭暈眼花，冷汗淋漓，一吃過鹿肉，馬上就有了力氣，頭也不暈了，眼也不花了，冷汗也不出了，於是他們就高興得跳起來。他們突然想到：「一定有一個器官，把我吃的鹿肉中的精華之氣（當然那個時候肯定還沒有能量這個詞，他們把能量叫作『精氣』，也就是精華之氣），向我的全身輸送，於是就使我有力氣了。這個能幫助胃腸將鹿肉中的精華之氣向全身輸送的器官叫什麼名字好呢？就叫ㄆㄧˊ吧。」ㄆㄧˊ就是輔助、幫助的意思。於是就有了「脾，裨也。在胃下，裨助胃氣主化穀也」。

你看，把脾胃的「脾」的左邊月字旁換成衣字旁，就是「裨」字，「裨」是幫助、輔助的意思。「裨將」就是副將、偏將，是輔助主將作戰的。古代蜀地有句話說「三個裨將，賽過一個諸葛亮」，是說三個副將的集體智慧，可以賽過主將諸葛亮的智慧。這句話傳到中原以後，莫名其妙地變成了「三個皮匠賽過一個諸葛亮」，後來還在「皮匠」前加了一個「臭」字，變成了「三個臭皮匠賽過諸葛亮」。皮匠和諸葛亮的工作性質是風馬牛不相及的，怎麼能相提並論呢？

把「脾」字的左邊換成女字旁，就是「婢」字，今天讀ㄅㄧˋ，「婢女」就是女傭，類似今天我們所說的保姆，是幫助太太、小姐和家人料理生活的人。所以中**醫「脾」的本義，就是輔助胃腸將食物的精華物質和水液向全身輸佈的器官，也**

就是消化系統的消化吸收機能。

這些話並不是我說的，而是東漢一個叫劉熙的人寫的《釋名》裡說的。這本書的特點就是同音相諧，從音求義，音近義通，從字的讀音來解釋字的本義，對於解釋漢字的本義很有參考價值。

人出生後，主要依靠消化系統通過和外界交換物質的方式來獲取能量，所以中醫說「脾胃是後天之本，氣血化生之源」，我想每個中國人都能理解這樣的認識和說法。

當解剖學傳入中國以後，在解剖學中，人體左脅內有一個扁的橢圓形的器官，在胎兒時期可以製造血細胞，比如紅細胞、白細胞、血小板等，成年以後，不再製造血細胞了，但還能製造淋巴細胞，所以解剖學中把它歸屬於淋巴系統。它還有吞噬衰老的紅細胞的作用，可以看成是血液系統的清道夫，把衰老的、不能再運送氧氣和營養的紅細胞吃掉，它和全身的免疫機能也有密切的關係。就是這樣一個解剖學上的器官，在翻譯成中文或者說在運用中文給它命名的時候，借用了「脾」字。所以解剖學的「脾」字和中醫學中原有的「脾」字，含義是完全不同的。

可是有很多人只知道解剖學的「脾」，不知道中醫學所說的「脾」的原本含義。

某人脾功能亢進，嚴重貧血，西醫把他的脾切除了，他活得好好的，所以有些人說「中醫關於脾是後天之本的認識是錯誤的，早就該淘汰了」，其實這些人是不知道中文「脾」的本來含義。

接著談「思則氣結，思傷脾」的問題。有一天，一位媽媽帶一個很瘦的女孩來看病，我問這位女孩為什麼這麼瘦，是不是吃過減肥藥。她說不是，她女兒喜歡上了一位歌星，而且發誓非他不嫁。其實這位歌星並不認識這個女孩，女孩只是單相思，所思不遂，「思則氣結，思傷脾」，於是就導致了消化系統的功能被抑制，食欲減退，茶飯不思，逐漸消瘦。

這樣的例子實在是太多了。

「悲傷肺」：悲傷容易造成肺氣虛

我前面所說的，那位從海南島回來看她父親的女孩，要給她父親一個驚喜，她父親一激動，心跳停了。兩三個月之後，她找到這個病房的醫生，要醫生救救她，說她快不行了——自從她父親去世後，她因為傷心過度，出現了胸悶、氣短，渾身沒力氣。現在，她連從一樓爬到二樓的力氣都沒了。

這就是悲傷消耗了肺氣，肺氣虛了。

醫生給她開了補肺氣的藥，她調理了兩個月，才慢慢恢復了健康。

從雞、豬、小女孩的案例說說「恐傷腎」

《釋名》說：「腎，引也，引水灌溉諸脈也。」因此，中醫就得出了「腎主水」的結論，這和現代解剖學的認識是一致的。但《黃帝內經》又把腎和人一生的生長發育過程以及生殖功能聯繫了起來。**《素問．上古天眞論》認爲，一個人的生長發育過程和生育能力是由腎中所藏的精華之氣的盛衰來控制的。**

在臨床治療的過程中，遇到小兒五遲（立遲、行遲、發遲、齒遲、語遲，就是小兒發育遲緩），中醫治療多用補腎的藥，著名的六味地黃丸當初就是為了治療小兒發育遲緩而創立的方劑。遇到婦女早衰或者圍絕經期綜合症（更年期綜合症）症狀嚴重，也是用補腎的方法來處理的，補腎可以減輕症狀、延緩衰老。

如果把生長發育和生殖功能由腎所主改成由內分泌所主，中醫就不會治療了，因為在中醫的藥物學裡，只有補腎陰、補腎陽的藥物，沒有刺激內分泌的藥物。《黃帝內經》裡還說，「腎司二便」、「開竅於二陰」，人和動物突然遇到驚恐之事，出現大小便失禁，就是「恐則氣下」。我們這裡專門談談「恐傷腎」的問題。

一個女孩在路上開車，行駛在她前面的一輛麵包車突然撞在高架橋的橋墩上，車門飛起來越過她的眼前，砸在她的後車箱上，她猛地一踩剎車，車在距離出事的麵包車幾公分的地方停住了，可是這個女孩被嚇得小便失禁，出了一身冷汗，癱軟在車裡不能動了。這就是「恐則氣下」的表現。此後的一年裡，她沒有來過月經，這正體現了驚恐對生殖功能的影響。

一九九九年九月二十一號淩晨一點十四分，臺灣發生了強烈的地震。二○○○年七月，臺灣長庚大學找我去講課，我到臺灣後，老朋友帶我來到靠近地震中心的地方，住在一個木板房裡。房東問我：「郝老師，去年地震前一個月，我買了六七十隻土雞，地震的時候，這些雞都是半大雞，從地震到現在都快一年了，這些雞沒有一隻長個子，也沒一隻生蛋，平常半年就下蛋了，這是怎麼回事呀？」我說：「你們這個地方，地震的時候，幾面的山都滑坡了，這些未成年的雞從來沒有經受過這般地動山搖、山川移位的驚嚇，都被嚇壞了。因為『**恐傷腎**』、『**腎主生長發育**』、『**腎主生殖**』，所以這些雞就不再長個子了，也不能下蛋了。」房東說：「要不然我們殺幾隻吃吧？」我說：「不要，你好好養著，等我回北京後給你寄一些補腎的藥，你好好餵餵這些雞，看看它們還能不能繼續長個子和下蛋。」

兩個月後我回到了北京，給這些雞配了兩三千克的加味六味地黃丸水丸，託人帶給了他們。

三年後我又去了臺灣，見到那些老朋友，我的第一句話就問：「那些雞怎麼樣了？」他們說，都到他們的肚子裡去了。我的加味六味地黃丸他們也吃了，聽說都是補腎的，可以促進發育和抗衰老，他們都分著吃了。這些朋友都不是學醫的，不大瞭解我做這個實驗的重要性，實驗就這樣中斷了。

某天，我正在房中看書，太太在廳裡喊我：「快來看！」我到廳裡一看，電視上正在播美國佛羅里達州的龍捲風把一群小豬捲到了空中的新聞。播報員說，人們仰望高空，看到一群小豬在空中飛舞，於是把它們叫作「飛豬」，這些小豬被捲到了幾公里之外的地方，風過後，人們把倖存的小豬送回豬場。可是從此以後，奇怪的事情發生了：這些小豬沒有一隻繼續長個子，也沒有一隻發情生小豬。

是啊，豬世世代代在陸地上行走，在它們的遺傳基因裡，從來就沒有過在空中飛舞的感覺，龍捲風把它們捲到了空中，它們都嚇壞了，它們都是未成年的豬呀！可惜播報員沒有講豬場的確切地址，如果有確切地址，我真想也寄一些六味地黃丸一類的補腎藥餵餵這些小豬，看看它們到底還能不能繼續發育。

人也有這種情況。一個被媽媽帶過來看病的女孩子，二十六歲了，從來沒有來過月經，第二性徵也沒有發育。媽媽說她年輕的時候為了事業，把孩子放到鄉下親戚那裡，而親戚家兩夫妻三天兩頭打架，一打架就動切菜刀、擀麵棍，也經常打孩子。孩子就在這樣恐怖的環境中長到五歲，膽子奇小，發育遲滯，曾經找過不少醫生看過，效果都不好。我雖然也給她開了補腎的藥，但我清楚，這女孩早已經超過了應該發育的年齡，這些藥物是很難起作用的。可見不良情緒以及各種精神的壓力，對健康的影響是多麼嚴重。

那麼現代醫學對心理情緒因素導致健康的失調，有沒有認識呢？當然有，西醫把這種病稱作心身性疾病，**在臨床常見的疾病中，約有百分之七十以上屬於心身性疾病的範疇**。哪些疾病屬於心身性疾病呢？請看下一章。

第三章

看病因緣起，說化解關鍵

什麼是心身性疾病？為什麼七〇％以上的臨床疾病屬於心身性疾病？
「寬容他人就等於寬容自己」在健康上有什麼重要意義？
消化系統的許多疾病發病及發展與心理社會因素都密切相關。
心理因素為什麼會引發哮喘？
惡性腫瘤的發展和惡化，與心理因素關係十分密切。
男性性功能障礙受心理社會因素影響有多大？
為什麼女性健康問題受心理社會因素影響這麼大？該如何應對？
兒童厭食、尿床、夜驚的「隱情」。

七〇％以上的常見病屬於心身性疾病

多年以前，國外幾家大醫院的醫生們發現一個奇怪現象：心臟內科候診室的椅子比其他科室的椅子壞得都快。這個科室的主要診療範圍是原發性高血壓、冠狀動脈硬化性心臟病、高血壓性心臟病、神經性心絞痛、陣發性室上性心動過速、心臟功能性早搏等疾病，為什麼這個科室的椅子壞得這麼快？仔細觀察發現，這些病人都很急躁，坐不安穩，或者晃動椅子，或者雙腿抖動，或者站起坐下，坐下的時候都帶有一種對椅子的衝擊力，或者到門外打電話，那種心煩急躁、不耐煩的情緒，在他們的外在行為模式上表現得淋漓盡致，這些椅子也總是受到衝擊或者晃動的折磨，和其他科室的病人安安靜靜地候診，形成了鮮明的對比。於是就引起了醫生們對這類疾病患者的心理特點和行為模式特徵的關注。

研究發現，患這類疾病的人大多在性格和行為上有一個共同的特點，就是脾氣火爆、遇事急躁、不善克制，在事業上和工作上都有闖勁，喜歡競爭、逞勇好鬥、爭強好勝、好出風頭，愛顯示自己的才華，走路、說話急急忙忙，對人常存戒備之心，總把自己的同行當成競爭對手甚至敵人，時時擔心別人超過自己，這樣就總有一種緊迫感，每天處於緊張焦慮的狀態，於是醫生們就把這類性格稱作A型性格，把這類人的行為模式稱為A型行為模式。這類人實際上每天都處於一種應激反應狀態，他們的腎上腺素和甲狀腺素分泌增多，代謝旺盛，能量消耗大，容易疲勞、失眠，實際上已經處於亞健康狀態了，進而很容易引發高血壓、動脈硬化、心臟病。現在臨床上用是否為A型性格和A型行為模式，來預測會不會得心臟病和高血壓病，具有很高的準確性。

於是**高血壓、高血脂、動脈硬化、冠心病**等，這些發病和發展與心理社會因素有關的疾病，毫無疑問地被列入了心身性疾病的範疇。

什麼叫心身性疾病呢？

廣義的心身性疾病，是指心理社會因素在發病和發展過程中起重要作用的軀體器質性疾病與軀體功能性障礙。

還有哪些疾病屬於心身性疾病呢？**在臨床常見的疾病中，大約有百分之七十以上的疾病，屬於心身性疾病**。也就是說，除了剛剛舉過的例子，還有許多疾病在發病和發展過程中，和心理社會因素有關。比如偏頭痛、緊張性頭痛、自主神經功能紊亂、無器質性原因軀體疼痛，都屬於心身性疾病。

某中學生，每次考試前，就會頭痛得看不下書，一放假，就不藥而癒，這就是緊張性頭痛的特點。莫名的全身肌肉關節疼痛，痛無定處，經檢查，排除了風濕、類風濕、痛風等，這也是心身性疾病。

寬容了婆婆，足跟痛竟然不藥而癒

多年前，一個姓沈的女士由朋友劉女士陪同來找我看病。沈女士四十歲左右，患有足跟痛，多次診治，醫生有的說是勞損，有的說是骨質增生，有的說是腎虛，但久治無效。

劉女士說：「我們倆結伴到國外旅遊，在旅遊途中，不管走多少路，她的腳跟從沒有痛過。回國後，我們從機場坐車回家，先送她，當車開到離她家還有一百公尺左右的時候，她的足跟突然劇烈疼痛，到了家門口，她都下不了車了，是我扶著她回家的。」

我聽了劉女士的敘述，立即明白，沈女士久治不癒的足跟痛是心身性疾病。我進一步瞭解到，沈女士夫婦和她的婆婆住在一起，婆媳關係十分緊張，沈女士十分懼怕回到家中，因為潛意識之中留下的深深創傷和恐懼，所以她有了這樣久治不癒的怪病。我開了疏肝解鬱、通絡寧神的中藥，還告訴她說：「『解鈴還須繫鈴人，心病還需心藥醫』、『寬容他人，也就等於寬容自己』。」後來她沒有複診，我不知道效果如何。

就在前不久，門診來了一個病人，見面就說：「郝醫生，你還認識我嗎？」我很不好意思地搖搖頭。她說：「我是沈某某，多年前來找你看過病，足跟痛。」我想起來是有這樣的病例，但人的樣子我記不起來了。

「你好了嗎？」

「現在是徹底好了。」

「怎麼好的呢？」

「找您看過後，服藥效果並不明顯，但我最大的收穫是，知道了這和心理因素有關。五年前婆婆去世了，我想我的足跟痛應該徹底好了，沒想到，只要看到婆婆的照片或者她的衣物，足跟還是痛，甚至整個後脊樑骨都發麻，我心中暗想：『這老傢伙，真是陰魂不散，死了還在折磨我。』三年前，兒子結婚了，我也做了婆婆，也是和兒子、兒媳住在一起。對年輕人的許多事情我真的看不慣，我就想說他們。有一次，我剛說了半句話，突然意識到，我要說的這句話，和婆婆當年最傷害我的那句話不是完全一樣嗎？我就把後半句話咽了回去。於是突然理解了婆婆當年說這句話，完全是好心，心中對婆婆就徹底寬容了，足跟居然再也不痛了。我現在才真正理解了您當年對我說的**『解鈴還須繫鈴人，心病還需心藥醫』、『寬容他人就等於寬容自己』**那兩句話。」

許多消化系統疾病是心身性疾病

消化系統的許多疾病的發病、發展和心理社會因素都密切相關，如上消化道潰瘍（胃潰瘍和十二指腸潰瘍）雖然和幽門螺旋桿菌感染有關（有人因為這項研究成果還獲得了諾貝爾獎），但感染幽門螺旋桿菌的人**並不一定都發病，而發病或者病情復發，在感染幽門螺旋桿菌的前提下，幾乎都和心理因素相關。**

某中年男子，因胃痛來門診就診，特點是空腹時胃痛，每天睡到後半夜常常因胃痛而痛醒，吃點東西，比如餅乾、麵包一類的東西，疼痛就可以緩解。這是比較典型的胃和十二指腸潰瘍疼痛的表現，吃上一點東西，將胃酸中和一下就不痛了。我問他：「這種情況有多長時間了？」他說：「三個月了。」我又問：「在三個月前，你遇到過什麼事情？」他說：「這和胃痛有關係嗎？」我說：「應當有關係。」他說，他是一位計程車司機，三個月之前，被歹徒搶過兩次，其中一次差點丟了性命。從此之後，他開車上路，總是處於焦慮、緊張狀態，沒人招手攔車，他就盼著有人攔車，有客人攔車坐車才能賺錢呀，可是一看到有人攔車，他就會緊張，心中「怦怦」跳，擔心會不會又是劫匪。在這樣的矛盾心態、焦慮心理和強烈的精神壓力下，不久胃就開始痛了，痛得越來越厲害，直到不能忍受。

咽部的梅核氣（喉嚨有異物感）、食道失弛緩症（吞嚥困難）、反流性食道炎（胃食道逆流）、慢性胃炎、胃下垂、神經性嘔吐、神經性厭食、潰瘍性結腸炎、過敏性結腸炎、習慣性便秘，它們的發病和發展都與心理社會因素有關。

有的慢性結腸炎的病人，一生氣就復發，就會拉肚子，這正是心理社會因素導致的結腸炎發作。便秘也和心理社會因素有關。一位女士，從小學、中學到大學，不是班長，就是學校的學生會幹部，她很喜歡做管理工作，而且認為自己很有做管理工作的天賦和能力。沒想到陰錯陽差上了醫學院，畢業後當了醫生，其實她一直不滿足於目前的工作，更不滿足醫生工作的極度辛苦、擔責之大和低廉的薪資收入。

有一天，外地一家私人企業到北京招聘廠長助理，說得很明白，就是代理廠長管理工廠的全部工作，廠長想離開工廠周遊世界，開的基礎薪酬是她做醫生薪酬的十倍。她動心了，先簽了一年的合約。毅然辦理了離職手續，隻身離開北京，去了外地。

三個月後她發電子郵件向我諮詢，說她患了嚴重的便秘，用了不少緩瀉的中西藥物，只能緩解一時，不能解決根本問題。七個月後她發電子郵件給我，說便秘的問題還沒有解決，臉上又起了很多黃褐斑，還有脫髮、月經紊亂、經常失眠，不知道能不能做完一年。

一年後她回到北京，到門診找我看便秘、月經紊亂、失眠、脫髮和黃褐斑，告訴我，不能再續簽合約了，如果再續簽合約，小命就要留在那裡了。在那裡，沒有一個得力的助理人員，事事都要自己出面打理，她已經是身心憔悴、精疲力竭了。

我說：「你這幾個問題，都和心理情緒有關，回到北京，離開那個工作崗位，壓力沒有了，可能過兩三周，你的便秘和失眠問題就會不藥而癒，調理月經和治療脫髮需要費點時間，至於黃褐斑，恐怕這輩子都很難恢復到原來面部乾乾淨淨的狀態了。」

我並沒有用任何通便的藥物，只是幫助她疏肝化濁、養血安神，兩周後，她的大便正常，睡眠也改善了；兩個月後，她的月經正常，不再脫髮。她後來又回到了醫生的崗位，用了各種方法，但黃褐斑至今未退，每天只好用粉底或者隔離霜遮蓋。

可見，**除了便秘，月經紊亂、黃褐斑、脫髮、失眠都和心理社會因素密切相關，**都可以歸屬於心身性疾病的範疇。

一見媽媽就緊張的孩子得了哮喘

呼吸系統的疾病，如支氣管哮喘、神經性呼吸困難、神經性咳嗽，和心理社會因素的關係，也非常密切。

一位小女孩，被媽媽帶來看病，剛剛十二歲的她，竟然喘了六七年，醫院診斷為過敏性哮喘，我問她媽媽：「這麼多年來，她有沒有什麼時候不喘？」她媽媽說：「她在醫院不喘，在小姨家不喘，小時候在奶奶家長大到六歲，六歲之前也沒有喘過。」我在問診的過程中發現這個孩子每說半句話，就要看她媽媽一眼，看到媽媽的眼神許可繼續往下說，她才接下去說。於是我就把這位媽媽請出去，單獨問這孩子，女孩對我說，她從小在奶奶家長大，六歲才到媽媽身邊。奶奶管教很寬鬆，而媽媽對她很嚴格，她很懼怕見到媽媽。她一見到媽媽就緊張，就胸悶，就呼吸困難，就喘。

我明白了，這個孩子的哮喘和精神緊張是密切相關的，由於精神緊張，就抑制了她的自調機能。為什麼在醫院、在小姨家她不喘？因為她精神放鬆呀。

我隨後問這位媽媽為什麼對孩子這麼嚴格，這位媽媽告訴我，她自己中小學的時候學習成績十分優秀，但剛好趕上特殊的歷史時期，大學不招生，以後再也沒有機會上大學。後來結婚生子，錯過了很多讀書的機會，所以希望孩子也能成績好，將來考入好的大學，做出一番事業，完成自己今生沒有能實現的願望，所以對孩子要求非常嚴格。而孩子從小不在她的身邊，很不適應她的教育方式，一看到她就緊張，所以哮喘也就發作了。當然這是個很聰明的孩子，如果是傻孩子，先天智慧低下，根本不懂得懼怕，就不會怕媽媽，媽媽愛怎麼說就怎麼說，她不往心裡去，也就不會得這類的病。

得心身性疾病的人，基本都是聰明的人。因此，從健康這個角度來說，眞可以說是「聰明反被聰明誤」。面對一個很聰明的孩子，教育一定要以正面引導爲主，以鼓勵爲主。

放鬆身心了，皮膚病也能好轉

皮膚科的多種疾患，神經性皮膚炎、過敏性皮膚炎、斑禿（又稱鬼剃頭）、銀屑病（又稱牛皮癬）、濕疹、白癜風（又稱白斑病）、蕁麻疹、多汗症、黃褐斑（又稱肝斑或妊娠斑）等，在現代臨床上也歸屬心身性疾病的範疇。

有句話叫「外科不治癬，內科不治喘」，是說皮膚病和哮喘在治療上都很困難。之所以困難，是因為醫生對病人自身的心理因素往往束手無策，這就更需要病人本身進行心理、精神、情緒上的調節。

患有神經性皮膚炎或濕疹的很多人，都有深切的體會：如果這一段時間，壓力小、生活規律、心情愉快，皮損部位就明顯減輕和縮小；如果這段時間，壓力大、情緒不穩定、焦慮鬱悶，皮損的範圍和症狀就會明顯擴大，簡直是立竿見影。

一位高級工程師，面部有一片白癜風，我給他看過胃病，所以就熟識了。我發現有幾年，他面部的白癜風面積逐漸擴大，過了幾年又逐漸縮小了。我好奇地問：「你用什麼藥物使它減輕縮小了？」他說：「我按照廣告，幾乎看遍了所有的可以治療白癜風的診所或者醫院。最終體會到，一切治療的方法，都不如調整自己的心態。前幾年我的事業不順利，職稱多次被卡上不去，心情鬱悶，胃病也犯了，白癜風的面積也擴大。這幾年事業順利，職稱問題也全部解決了，心情好了，什麼藥物都沒有用，胃病也不犯了，白癜風的面積也縮小了。」

一個多年患銀屑病的男病人，久治不癒。聽人說到溫泉泡澡可以治療銀屑病，他利用公司給他的休假，到溫泉療養院療養了一個月，果然銀屑病全好了，只是在小腿部還有一小片微紅的痕跡。他高興地跑來告訴我這一喜訊。我提醒他，今後不管遇到什麼事情，一定要理智地處理，平靜地面對，這樣才能不復發。然而幾年後，他的銀屑病全面爆發，原來他父母去世後，他的妹妹和他爭房產，以致到了對簿公堂的地步，他的心情極度鬱悶，於是導致了銀屑病的復發。因此，與其說是溫泉水的洗浴對他的銀屑病起到了治療作用，還不如說是他在溫泉療養院療養的時候，身心放鬆而愉悅，使自己的自調機能得到了解放，是自己的自調機能治好了自己的銀屑病。

內分泌疾病患者，生病前多有負面情緒

內分泌系統的疾病，比如糖尿病、甲狀腺機能亢進、肥胖症都和心理社會因素密切相關，尤其是甲狀腺機能亢進。我所見到的病人發病、加重或復發，沒有一個不是因為外界的精神壓力或者緊張焦慮的心理情緒因素引起的。在心身性疾病分類中，過去的文獻並沒有把惡性腫瘤列入心身性疾病的範疇。但從許多醫生的臨床經驗來看，惡性腫瘤的發生和發展與心理社會因素有密切關係。

有人曾對兩百四十五例癌症住院病人做過調查，發現百分之六十六點九的病例在病前有負性情緒，而對照組僅有百分之十五點五。格瑞等對三十例乳腺癌病例進行研究後指出，癌症的發生與刺激性生活事件有明顯關聯。艾勒希德在其著作《心身醫學》中，將癌症列入心身性疾病。

尤其是惡性腫瘤的發展和惡化，與心理因素關係十分密切。有不少人知道了自己的病情後，惶惶不可終日，導致了病情的迅速惡化。

某醫院外科手術室的護士，三十六歲，大便膿血兩年，一直當慢性痢疾來治療，沒有效果，但也一直正常上班。同科醫生建議她做進一步檢查，一查發現乙

狀結腸有一個腫瘤。醫生委婉地建議她做手術，這個護士聽後，當場癱軟在椅子上。隨後不到兩個月，她就去世了。**與其說她是死於腫瘤，不如說是自己把自己嚇死的。**

生殖系統疾病和心理社會因素關係密切

在生殖系統的疾病中，屬於心身性疾病的更多一些，如性功能障礙、月經紊亂、痛經、不孕、假孕、難產、癔症（又稱歇斯底里）、圍絕經期綜合症（又稱更年期綜合症）等。

男性的性功能障礙，如陽痿、早洩、遺精、性欲低下等，如果不是器質性病變所引起的，無一例外，都和心理情緒因素有關。

有很多人認為這是腎虛，用補腎的甚至用填精補髓的中藥來治療。其實腎主精的閉藏，肝主精的疏泄，能否使閉藏和疏泄得到良好的控制，就靠心神來掌控。所以肝主疏泄和心主神志的功能，在男性性功能的調節上可以起關鍵作用。而心理情緒因素，和心、肝兩臟的主神志和主疏泄的關係密切。

女性的月經紊亂和心理社會因素的關係更爲密切。北京某名牌大學的學生社會調查小組，曾對女學生的月經情況做過調查，發現百分之八十以上從外地考來的女學生們，在大一的時候，都有月經紊亂，有的一個月來兩次，有的好幾個月不來，一般一年以後才逐漸趨於正常。這些從外地考來的學生，在當地的中學裡幾乎都是優等生，在學校有老師和校長寵著，在家裡有父母無微不至的關懷照顧。現在一下子離開家鄉，離開父母，來到這陌生的城市，住在了每間六人、八人甚至十人的集體宿舍，各人的生活習慣不一樣，都需要相互適應，一個班都是「優等生」，自己也就沒有了「優等生」的優越感，所以她們的心理要適應這樣的新環境，需要一定的時間，於是難免就會有焦慮緊張、過度敏感等不良情緒，從而干擾和抑制了自調機能，引發了月經週期的紊亂。到大二的時候，絕大多數女生的心理適應了新的環境，於是月經週期也就正常了。

痛經也和心理社會因素有關。一位媽媽帶著上初中的女兒來看病，說是痛經，經期肚子疼痛，不能上學。媽媽說，孩子初潮後的一兩年，原本是沒有痛經的，每次月經都很順利。有一次，孩子從學校回來說：「媽媽，我們同學來那個的時候，肚子都痛，還可以請假不上課，我怎麼不痛？」結果下次來月經，她就開始肚子痛了，起初還能忍受，不影響上學，幾個月後，疼痛越來越重，一直痛到不能上學的地步。媽媽說完，狠狠地對著女兒說：「活該，病都是自己找的，這回就和同學痛得一樣了吧。」我知道這是媽媽心疼女兒，才說出了這樣的狠話。不過，我們由此可以看到，痛經和心理社會因素的關係。這是怎麼回事？她看著別人痛，她不痛，所以就奇怪，於是就關注自己的肚子，體會疼痛的感覺，結果疼痛就開始了，越體會越痛。所以，我給這個孩子治療痛經，並不是按照常規方法來治療的，而是用疏肝解鬱、定志寧神的方法來治療。

某些不孕症和心理社會因素也會有一定的關係。有一天早上，我剛上門診，一位四十二歲的女士來看病，說是停經三個月了，看看是不是到更年期了。她說：「這麼年輕就停經，真不甘心，希望用一些活血化瘀的藥物通通經，推遲更年期的到來。」

我說：「你有烘熱汗出、失眠多夢的表現嗎？」她說：「沒有。」

我說：「有心煩急躁、血壓不穩的現象嗎？」她說：「沒有！」

我摸脈，感到脈象往來流利，滑而有力，中指根部的脈搏動也很明顯，這樣的脈象常常提示懷孕，我說：「你有可能是懷孕了。」她吃驚地看著我說：「我怎麼可能懷孕？不可能！不可能！」

我說：「對不起，我應當先問你有沒有結婚。」她說：「我結婚都快八年了，從來沒有懷孕過，以前為了治療不孕吃過不少中西藥物，都沒有作用。不對！我肯定沒有懷孕，別人懷孕都有反應，我什麼反應和感覺都沒有，就是莫名其妙地不來月經了。」

我說：「我憑脈象還不能作出肯定的判斷，你到化驗室去化驗，還可以到我們醫院的婦產科去檢查。」我開了化驗單，讓她化驗去了。

過了不到兩個小時，她回來了，手裡拿著化驗單，顫顫巍巍地說：「大夫，化驗結果和婦產科檢查都說我懷孕了。」我這時正在看另外的病人，示意她坐在診室靠牆的椅子上等一會兒。她坐下不久，拿出了手機開始打電話，那個時候，手機的使用還很不普遍，手機的個頭很大，功能也僅限於通話，但誰要有一部手機，就很值得炫耀了。她撥通了電話，只聽她說：「老公，我懷孕了……」從電話裡傳出了甕聲甕氣的聲音：「什麼？你還能懷孕？」整個診室的人都聽到了。她無可奈何地對我說：「大夫，您幫忙跟我老公說一聲，他不信我的話。」

我接過電話說：「先生，恭喜你，通過化驗和婦產科檢查，你太太真的懷孕了。」她接過電話繼續說：「老公，你能來接我嗎？」「你怎麼去醫院的呀？」「我騎自行車來醫院。」「為什麼不能騎車回來？」「我腿軟得都走不了路了，騎不動車了。」他們一問一答。

大家知道她為什麼腿會軟嗎？「喜則氣緩」，這突如其來的驚喜，使她全身的肌肉鬆弛了，所以就沒有勁了。我看完診桌旁的病人，把她叫到診桌前問：「你和你老公的感情好嗎？」她說：「特別好。」「你們一直在一起生活嗎？」她說是。「過去找到過不孕的原因嗎？」她說：「沒有。我特別愛他，我們在交朋友的時候，他曾經跟我說，他們家八代單傳，我要嫁給他的話，一定要給他生一個男孩，否則他們家就斷子絕孫了。」我說：「他可能是跟你開玩笑說的話。」

這位女士說：「我就把這話當真了。正因為我特別愛他，所以當我們結婚後，我就像肩負著一種使命一樣，暗示自己一定要給他生個男孩。每當我們在一起做愛的時候，我就默念『我要生男孩，我要生男孩』……結果幾年過去了，不僅沒有生出男孩，連女孩也沒有。於是到處看病檢查，都說沒有毛病，可就是懷不上，我的心理壓力越來越大，以致每當和他在一起就緊張焦慮，總擔心懷不上，結果就一直懷不上。三年前，農村一個遠房親戚家已經有了兩個女孩，又生了一個女孩，有點負擔不起，於是我們接來撫養，這個孩子現在已經三歲多了。」

我說：「正因為你身邊已經有了一個孩子在撫養，所以心理負擔和壓力就淡化了，於是不經意間就懷上了，你看看是不是這個原因？」她還沒有來得及回答我，突然離開診桌，走到洗手枱池那裡，「啊」的一聲，回頭對我說：「大夫，有了。」我說：「有什麼啦？」「有反應了！」說完這句話，連她自己都忍不住笑了。

是的，當一個人根本不知道自己懷孕的時候，居然連妊娠反應都沒有，即使有一點輕度的不適，也不會往妊娠方面去想，知道自己是懷孕之後，妊娠反應就被明顯地誇大了。**妊娠反應並不是病，是妊娠以後的正常現象，但反應的輕重和心理確實有一定的關係。**

有一個農村婦女，結婚多年不孕，她看到鄰居懷孕，極其羨慕，她的肚子也慢慢大了起來，月經也不來了，妊娠反應也有了，到醫院檢查，醫生說她沒有懷孕。她自己就是不信醫生的話，肚子也和鄰居懷孕的婦女同步長大。可是等鄰居生了，肚子復原了，她等了好幾個月還是沒生，慢慢地，肚子也就縮小了，復原了。她的肚子為什麼會真的膨大起來？這並不是子宮在脹大，而是腸脹氣，叫作假孕。假孕的人，心理社會因素究竟是怎樣干擾了她的生理功能，產生類似妊娠的一系列反應和現象？至今醫學界也沒有完全搞明白，但這種現象的的確確是存在的。我隨醫療隊下鄉的時候，就遇到過這樣的病人。此外，**難產、癔症、圍絕經期綜合症的發病和發展，和心理社會因素也密切相關**。尤其是癔症，在女性群體中，常常因為心理暗示而群體發作。

尿路感染、夜尿、神經性尿頻……治療這類的疾病，用一般的治療尿路感染的方法基本無效，只能從調節心理情緒的角度入手，尤其對同時患有焦慮症的人。

兒童厭食、遺尿、夜驚，另有「隱情」

在兒科疾病方面，兒童厭食、遺尿、夜驚應當歸屬於心身性疾病。厭食的兒童，家長或者監護者總想讓他多吃，於是難免就會採取責罵的方法給孩子以壓力，其結果是，一到吃飯，家長就給孩子壓力，孩子一有壓力，就越沒有食欲，越不願意吃飯，於是就造成了惡性循環。還有的家長，一到飯桌上，就開始數落孩子不用功、愛玩遊戲、不抓緊時間做作業等，導致孩子很怕和父母在同一張飯桌上吃飯，不僅影響孩子的食欲和消化，實際上也達不到教育的效果，反而容易加重孩子的逆反心理和厭食症狀。

遺尿也和心理情緒因素有關。有個五歲的小女孩，本來早就不尿床了，因為淘氣，不小心打壞了父親書房裡一件值錢的古董，父親盛怒之下，打了孩子一巴掌。從此之後孩子睡覺不安穩，夜間遺尿，經常有夜驚。

除了上述的常見心身性疾病以外，**耳鼻喉科的耳鳴、梅尼爾氏症（爲內耳疾病，出現暈眩、耳鳴、聽力減損等症狀）、過敏性鼻炎、暈車，運動系統的類風濕關節炎、書寫痙攣（又稱原發性書寫震顫）、痙攣性斜頸（又稱頸部肌張力不**

全症）、面肌痙攣（又稱面肌抽搐）等，在醫學界都劃歸於心身性疾病的範疇。

因精神崩潰導致死亡的例子也不少

其實心理社會因素不僅僅可以導致疾病的發生和加重，**在特殊的情況下，精神的崩潰甚至可以直接導致人的死亡。**

第二次世界大戰的時候，法西斯醫生把抓來的猶太人捆在凳子上，告訴他要用割破腕部橈動脈的方法處死他，並且讓他不要害怕，不要看。接著，把他的一隻胳膊從牆洞中伸到另一個房間，不久這個人就感到有一把鋒利的刀子在他的腕部割開了一道口，自己的熱血馬上湧了出來，隨後就聽到自己的鮮血「滴答滴答」滴在盆裡的聲音。兩個小時以後，他死了，面色蒼白，唇甲沒有血色，完全是失血性休克死亡的現象。其實，他的橈動脈根本就沒有被割開，刀子只是劃開了表皮的毛細血管，血液開始確實是流了出來，但是因為割斷毛細血管後，毛細血管的斷端本身就有收縮的反應，加上血小板的凝集作用，血流很快就自行止住了。

而他聽到的血液滴在盆裡的聲音，只不過是隔壁房間裡一個開得很小的水龍頭裡流出的水滴滴在盆裡的聲音。他是怎麼死的呢？是**極度恐懼、精神的崩潰嚴重抑制了人體的一切自調機能**，他自己把自己嚇死了。

幾十年前，國外一家物流公司的司機正在一台大型冷藏車中打掃清潔，突然一陣大風，把這台冷藏車的車門關死了。冷藏車是運輸冷凍食品的，在裡面沒有設計打開車門的機關。那個時候還沒有手機，物流公司的工作人員又極少，當天沒有人知道有人被關到了冷藏車裡。等到第二天要啟用這台車裝貨的時候，人們打開車門一看，發現這個人已經「凍」死在車裡了，他全身僵硬、冰冷地躺在車子的地板上，面部看上去完全是人被凍死的特異表情。

人們在車子的地板上，發現了這個人歪歪扭扭地寫下三行遺言：

寒冷已經凍僵了我的雙腿。

寒冷已經侵襲了我的腹部。

寒冷即將凝固我的心臟，親人們，朋友們，永別了！

這顯然是在描述他在低溫的冷藏車裡，被「凍」死的全過程。可是當人們冷靜下來以後，驚異地發現，這台冷藏車可以靠蓄電池來供電的冷凍機根本就沒有啟動。而當天夜間的最低溫度在攝氏十五度，這個溫度是凍不死人的。他是怎麼死的呢？當車門被關上之後，他在黑暗之中，完全亂了方寸，極度恐懼和焦慮使他連冷凍設備是不是在啟動都忘記了去思考，就這樣自己把自己嚇死了。

當然，這樣極端的例子畢竟是少數，但足以說明精神心理因素對健康的影響。

解放自調機能，方得養生真諦

我們這裡講的是心身性疾病，已經是需要醫生來幫助治療的狀態了。在這些疾病的潛病期、前病態的時候，也就是亞健康狀態的時候，醫生能幫上我們的忙嗎？幫不上！因為疾病還沒有診斷出來。這個時候只能靠我們每個人自己通過養生，把疾病消滅在萌芽狀態，尤其是把心身性疾病消滅在萌芽狀態。

可見中醫所說的情志致病和西醫所說的心身性疾病，發生和發展的過程，都與心理社會因素有關，是不良的心理情緒抑制和干擾了人體的自我調節機能，從而逐漸引發了亞健康狀態和疾病。這是中西醫的共識，於是我們就會得出這樣的結論：

魔由心起，病由心生。澆花要澆根，養生要養心。解鈴還須繫鈴人，心病還要心藥醫。修心養性，排除干擾，解放自調機能，這是養生的第一關鍵。

可是肯定會有人說：「錯了！情緒和情感反應明明是由大腦所主管的，你養什麼心呀。明明是腦主神志，中醫卻說心主神志，已經錯了幾千年了，這樣無知的理論早就應該淘汰了！」

在中華傳統文化中「心」字的本義是什麼？怎麼養心？請看下一章。

「心」的本義是什麼？
中醫說的「心」與「腦」有什麼區別？
好學易用的四種心理平衡的調節方法。
解放自調機能的操控術有哪些是值得我們學習運用的？
日常生活工作應達到哪「三種狀態」？
經常做到「四個快樂」對健康有什麼必要性？

第四章

養心有法，自調有方

養生先養心，從「心」的本義說起

養生先養心，其實這一養生思想和方法並不是我說的，而是中醫理論的奠基著作《黃帝內經》說的。《素問．上古天真論》中說：「恬淡虛無，真氣從之；精神內守，病安從來？」

只要你能保持愉悅、淡泊的心態，對身外的聲色犬馬、錢財名利不去過多地追求，你的真氣就能夠很好地發揮保護健康的作用，疾病怎麼還能夠產生呢？這就是養生要養心的提示。

究竟在中華傳統文化中，「心」字的本義是什麼呢？

我們看看東漢人編寫的《說文解字》、明代人編寫的《六書通》和現代人編寫的《金文編》所收集的「心」字是怎麼寫的：

《說文解字》：

《六書通》：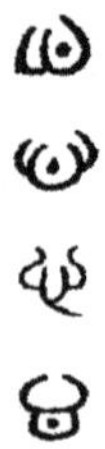

《金文編》：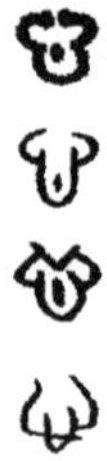

毫無疑問，「心」是象形字，是古人在吃動物的時候，看到動物胸腔中的心臟後，畫了這樣一個形象的文字。這是中醫「心主血脈」的由來，心臟確實是血液循環的動力器官。

可是這個字為什麼讀ㄒㄧㄣ？東漢的劉熙在《釋名》中說：「心，纖也，所識纖微，無物不貫也。」這個字為什麼讀ㄒㄧㄣ？是因為ㄒㄧㄣ和ㄒㄧㄢ讀音是相近的，心也就是纖細的意思，是可以認識外界細微的事物的，沒有任何事物是它不可以認識和貫通的。具有這個功能的，就叫心。

也就是說，祖先造「心」字的時候，用字形來表達主血液循環的功能，用讀音來表達主管認識外界事物的功能。中醫學中的「心主血脈」和「心主神志」的兩大功能就這樣被確立了。

「心」字在中華傳統文化中，就廣泛地代表了我們今天解剖學中的心臟和大腦兩個器官的功能。

我們今天的人，把古漢語沉澱到現代漢語中的「心」字，和現代解剖學上的心臟的「心」等同起來，於是就不太能理解，這樣一個主管血液循環的「心」，是如何和大腦的功能聯繫起來的。

為什麼古人用「心」代表大腦的功能呢？

因爲古人是用眼、耳、鼻、舌、身、意等自身的感官來研究人體的，而不是

用今天的解剖、顯微鏡觀察和生化的方法來研究人體的。當人的情緒變化和波動的時候，大腦並沒有什麼特別的感覺，感覺到的卻是心率和心胸的變化。愉快和激動的時候，感覺到的是心花怒放和心在跳動；憂鬱和焦慮的時候，感覺到的是胸悶和心煩。沒有人說腦花怒放和腦煩鬱悶，國內外的詩人都會寫「我激動的心啊，就要跳出了胸膛！」，從來還沒有見到過，哪國的詩人寫出了「我激動的大腦呀，就要漲裂了腦殼！」。

在世界上，所有民族的古代對這個問題的認識都是一致的。丘比特的箭射中的是心的模型，而不是大腦模型。在西方，情人節互送玫瑰花和巧克力時，包裝紙上的裝飾圖案，沒有任何一個國家印的是解剖學上的大腦。表達愛情用的項鍊墜，有心形的，從沒有見過用大腦模型的，無論是在哪個國家。所以我很困惑，在中國經常有人說中醫的「心主神志」，是錯了幾千年的東西，說古代中國人愚昧不懂，才出這樣的錯誤。為什麼沒有人說丘比特是大傻瓜，他的箭射錯地方了，應當射中大腦，不應當射中心！

當一個人心煩失眠的時候，現代醫學認為這是大腦的問題，是神經衰弱，中醫學卻有可能辨證為心火熾盛、心神不寧。治療用清心安神的方法，症狀就可能減輕或者緩解。如果把「心」改成「腦」，這樣中醫就不會處理了，因為中醫學有入心、清心、寧心的中藥，沒有入腦、清腦、寧腦的中藥。所以，中醫學中的

「心」是不能改為「腦」的，不僅中醫學中的「心」不能改成腦，漢語中的「心」也不能改成「腦」。

孟子所說的「心之官則思」、「醫家養心」、「儒家正心」、「易學家洗心」、「道家靜心」、「佛家明心」，我們改成「腦」字試試看，「腦之官則思」、「養腦」、「正腦」、「洗腦」、「靜腦」、「明腦」……這會是什麼感覺？我們再把漢語中的「心地善良」、「心情愉快」、「心想事成」，改成「腦地善良」、「腦情愉快」、「腦想事成」，這還是中國話嗎？

當我們明白了「心」的本義之後，我們就知道**養生要養心的「心」，指的是主神志、主管精神情感的「心」**。

文化需要繼承傳統，養生需要借鑒歷史。在古今中外的歷史上，許多學派的核心就是對生命本質的參悟，對養生要領的闡釋。我們先看看這些不同學派所強調的都是什麼。

易學家，講究「洗心」，就是洗滌心胸，除去雜念或惡念，改變心志，淨化心靈。在中國思想文化佔主流地位兩千多年的儒家，提倡「正心修身」。「正心」就是端正心性，心無邪念；「修身」就是提高品德修養和精神境界，也就是《孟子》所說的養「浩然之氣」。

道家主張「清靜無為」。「清靜」就是靜心，使心靈安定寧靜；「無為」並不是不為，而是不妄為，不做違反自然規律、有損道德規範、違反社會法則、有害眾生的事。只有無為，才能靜心；只有靜心，才能煉精化氣，煉氣化神，煉神還虛，進入養心的最高境界。

佛家修行強調「明心見性」。「明心」，就是明白自家的本心，包括凡心以至聖心；「見性」，就是見到自家的本性，包括自性以至佛性。這個「心」就是菩提心，這個「性」就是佛性。直指人心，就是明心；見性成佛，就是洞見自性與佛性。

中國古代的醫學家，在養生上更是強調「養心」，就是修養心性。

可見養生要養心，是歷代不同學派養生家共同的主張。而**養心的關鍵就是靜心，靜能生慧。要做智慧的人，用大智慧處理一切事情，而不是用情緒來處理事。**

佛家有「靈台清靜」、「靜能生慧」、「慧能生智」的認識。道家有「靜能生定」、「定能生慧」的體會。

儒家也有「靜能生慧」的說法。《昭德新編》說：「水靜極則形象明，心靜極則智慧生。」實在是極其形象的比喻。

醫家有「恬淡虛無，真氣從之，精神內守，病安從來」的告誡。而古代養生家陶弘景的《養性延命錄》則直接說「靜者壽，躁者夭」。

於是我們就可以得出結論：**心要靜，身要動。靜能生慧，動能生陽。動靜相**

結合，健康屬於我！

心理平衡的調節方法

怎樣調節心理和情緒？怎樣靜心？方法是多種多樣的，下面就舉一些調心的例子。

●宣洩法

人在壓力大的時候、鬱悶的時候發洩一下，是緩解壓力、宣洩鬱悶的一種途徑。宣洩是需要的，宣洩的方法也是多種多樣的。

喊山：清晨到公園或者城郊的山上，常常聽到有人在高聲喊叫，他們在幹什麼？在宣洩。我曾問過一個女士，那是在公園。我說：「你喊完了，有什麼感覺？」她說：「胸中暢快了，不悶了。」可是她又說，剛才有個人過來威脅她，「你再在這裡喊，我掐死你」，這個女士問我他是不是壞人，要不要報警。我說這個人不一定是壞人，可能他比你更煩，想來公園靜靜心，你喊他就更煩，所以才說這種狠話。既然有人煩別人用喊山的方法來宣洩，那我們就換另外一種宣洩的方法——**唱歌**。不過，如果一個人在山坡上獨唱，唱的是悲壯或者委婉哀傷的旋律，有可能會遭到圍觀。而且一個人唱也容易受到其他正在煩惱的人的干涉。合唱最好，經常見到各大公園一大群人合唱，有的有樂隊現場伴奏，有的用音響播放伴奏音樂，唱愛國歌曲。這樣既達到了宣洩效果，又沒有人能夠干涉自己的宣洩。希望靜心的人，只要遠離合唱隊，一邊去靜心就好了。

跳舞：最好是跳民族舞，在公園和社區的廣場上，很多志同道合的朋友，在動聽的音樂伴奏下，跳出好心情，跳出健康，很能起到心靜身動的作用。男士打太極拳也很好。

另類的宣洩法：比如吵架、大哭一場，也是一種宣洩的方法。人在鬱悶的時候，體內會產生一種有毒的蛋白，而且這種毒性蛋白是從淚水中外排的，所以因鬱悶而哭泣本身就是自調機能本能調節的一種反應。而切洋蔥刺激流出的淚水，並不含有這種蛋白。但一定要選好宣洩物件，不要嚇著別人。當然，用哭的方法來宣洩鬱悶，也還是要有節制的，不能悲傷過度，否則會引發新的問題，像我們前面提到的「悲傷肺」，就是由悲傷過度引起的。

棒打假人或暴打拳擊袋，也是一種宣洩方法。

●心理轉換法

在某一方面遇到挫折，千萬不要把自己陷在這個坑裡爬不出來。可以把注意力轉移到另一個方面。這屬於心理轉換的範疇。

在一次多學科的會議上，我遇到一位德高望重、事業非常成功的老先生，在他所在的學科領域，他是一位大名鼎鼎的領軍人物。我好奇地問他：「您事業的成功，是由於個人的天資聰慧，還是社會給您的機遇？」

他說：「都不是，其實我很笨。我能走到今天，要感謝一個人。在上大學的時候，我喜歡一個漂亮的女孩，用今天的話說，她是我校的校花，不過那個年代人們不用『校花』這個詞。我費了很長時間給她寫了一封表達愛慕的信，抄了好幾遍，沒有一個錯字，才算滿意。當我找了一個機會把這封信當面鄭重地遞給她的時候，她草草一看，把信甩給了我，說了一句：『哼！癩蛤蟆想吃天鵝肉！』說完，揚長而去。這使我的自尊心受到了極大的打擊和傷害，當時羞愧得簡直無地自容。我不知道是怎樣走回宿舍的，三天三夜幾乎沒有睡覺，沒有吃飯，只是喝一點點水，我感覺我已經完全崩潰了，生命就要終結了。突然想到，難道我來到這個世界上，就是為她走這麼一遭嗎？她這樣無情地拒絕了我，我就要終結自己的生命嗎？這也太不值得了吧！於是我決心再也不交女友，一定要在事業上做出個樣子來，到底看看我這只『癩蛤蟆』能不能飛起來。從此以後，我就在自己的專業領域，踏踏實實，一步一個腳印，一直走到了今天。」

「您現在對那個女孩是什麼看法呢？」我好奇地追問。

他說：「我十分感謝她，感謝她從另外一個角度激勵了我。我曾經幻想，如果她接受了我的追求，我們成家了，我會很好地照顧她，她要刷牙，我把刷牙水調得不涼不熱，把牙膏擠在牙刷上，放到她眼前。她要洗腳，我把洗腳水打好，放到她腳下，幫她脫鞋脫襪子，幫她洗腳。她要睡覺，我把床鋪好……這樣我這一輩子也就是做一個圍著她轉的模範丈夫，根本就不可能有那麼多時間專心在業務上下功夫。所以我的所謂成功，應當感謝她對我的刺激或者說激勵。」

這就是轉移法，屬於心理轉換的範疇。**當你在某一個問題或者某一件事情上遇到了困難或挫折，千萬不要陷在這個坑裡爬不出來，趕快換一個方向爬出來，把自己的精力轉移到另一個方向，繼續前進。只有傻瓜才在一棵樹上吊死，只有傻瓜才鑽進牛角尖裡把自己憋死。**

改變觀念，也屬於心理轉換的範疇，在很多時候，換一個角度看問題，往往就會柳暗花明，峰迴路轉。

佛經故事中，有一位老婆婆，大女兒是賣鞋的，小女兒是賣傘的。這位老婆婆每天總是哭，晴天擔憂小女兒的傘賣不出去，為小女兒哭；雨天擔憂大女兒的鞋賣不出去，為大女兒哭。晴天也哭，雨天也哭，導致許多慢性病纏身。這就不是適當的宣洩，而是悲傷過度了。有人告訴她：「婆婆，晴天的時候，你大女兒的鞋店生意興隆，你應當為她笑。雨天的時候，你小女兒的傘店生意興隆，你應當為她笑。」這位婆婆一想，對呀，從此每天都在笑，活得很開心，不久許多慢性病都好了。

一個長期失眠的病人來求診。這個病人住在北京大雜院裡，鄰居家蓋房，從地裡挖出一塊大石頭放到她家的門旁邊，她從家裡推自行車出來，要把車搬一下才能拐過彎來。她覺得是鄰居故意欺負她，心裡就像堵著一塊大石頭一樣，氣得睡不著覺，吃安眠藥也睡不著。我沒有急著給她開藥，而是到她家裡看了看。那塊石頭並不是一塊普通的石頭，原來是放在院子裡造景用的。我找來幾個小夥子，把石頭豎起來，轉了個方向，墊穩了。我讓那個病人在石頭旁邊種些花草，等花草都長好了，再來找我。過了些日子，那個病人還真來了，她說石頭旁邊的花草都種好了，周圍簡直是個小風景區。她現在推自行車出門時，生怕碰著這些花草，也要把車提起來拐個彎。但她心裡很高興，不吃安眠藥也睡得著了。

我告訴她：**「石頭還是這個石頭，你原來總是想著鄰居欺負你，所以心裡壓著塊大石頭；現在這塊石頭成了風景，你心裡高興，壓力、鬱悶都沒有了，這失眠不用治，自然就好了。」**

這就是換個角度看問題，變了觀念，就柳暗花明、峰迴路轉了。看問題不能總是鑽牛角尖，不能總往負面去想，否則越想就越難受。

• 心理疏導法（心理諮詢法）

遇到心理的困惑不能解脫，可以向心理師諮詢，也許通過心理師的解說引導，你能豁然開朗，走出心理的困境和誤區。

• 以情勝情法

《黃帝內經》有「恐勝喜，喜勝悲，悲勝怒，怒勝思，思勝恐」的說法，這個方法是根據五行相克和五臟與情感相關的理論來分析的。我前面曾經講過，那個單相思的女孩，她總是思念某歌星，所思不得，於是抑制了她的消化系統功能，茶飯不思、睡眠失調，逐漸消瘦，全身無力。當她知道這個歌星已結婚的時候，她由愛到恨，為什麼恨？我這麼愛你，你不娶我卻娶了別人，所以就恨。由恨到怒，然後就不再思念他了。這就是「怒勝思」。

為什麼？**因爲「怒爲肝之志」，在五行中屬木；「思是脾之志」，在五行中屬土。木克土，所以「怒勝思」**。這裡涉及五行的生克。五行是什麼？在《黃帝內經》裡的五行，講的是自然規律，後面會專門講到。《儒林外史》中「範進中舉」的故事大家都知道。範進從二十多歲開始參加國家官吏選拔，相當於今天選拔公務員的考試，卻屢考不中。他的岳父是一個屠夫，就是殺豬匠，身高馬大，兇神惡煞，每次見了範進都罵：「我瞎了眼，把閨女嫁給你這樣一個窩囊廢！」所以范進平時很懼怕見到他的岳父，范進一直到將近五十歲才考中。當黃榜發到他家的那一天，範進暴喜傷心，心神失守，躁狂瘋癲，滿街亂跑，一邊跑一邊喊：「我中了，我中了！」村裡有個明白事理的人，要范進的岳父去嚇唬他一下。當這位岳父前去打了他一個嘴巴之後，範進頓時神志就清醒了，這叫「恐勝喜」。**恐爲腎之志，在五行中屬水；喜是心之志，在五行中屬火。水克火，所以恐能勝喜。**

在西瓜成熟的季節，瓜農都會在田地搭一個瓜棚，二十四小時值守，一是為了方便路過田地的人隨時買瓜，二是為了減少丟西瓜的損失。一個瓜農，偏偏在這個時候得了重病，不能到地裡守夜，他的兒子剛剛十三歲，自告奮勇代父親守夜看瓜。這個孩子雖然個子很高，但畢竟只有十三歲，單獨在野外守夜，心中還是有些膽怯。半夜時分，他聽到田地傳來一種有節奏的聲音，從瓜棚往外一看，在朦朧的月光下，一個頭戴白色高帽，吐著長長紅舌的無常鬼，一跳一跳地朝著瓜棚跳了過來，他著實嚇了一跳。正在驚慌失措的時候，突然想起，老人們說鬼走路的時候和人不一樣，是跳著走的，而且是沒有聲音的，這個「鬼」雖然也是跳著走，但聲音很大，肯定不是鬼，而是人，是人就不害怕了，肯定是有人在裝神弄鬼，那就反過來嚇唬嚇唬他。

於是這個男孩拿起長長的切西瓜刀，衝出瓜棚，大喊一聲：「我砍死你這個鬼！」舉刀便砍，嚇得那個「鬼」馬上喊：「別別別！是我，我來陪你守夜。」原來是比他大幾歲的鄰居大哥，想試試這個男孩的膽量，就用白紙糊了一頂高帽子，嘴上粘一條長長的紅紙條，裝鬼去嚇唬這個男孩。不料原形畢露，他就陪著這個小弟弟看了幾夜的瓜田。

這叫「思勝恐」，通過理智的思考，戰勝了盲目的恐懼。**從中醫的角度來說，思爲脾之志，在五行中屬土；恐是腎之志，在五行中屬水。土克水，所以思能勝恐。**

但是，這種以情勝情的方法，醫生在很多情況下是不能夠實施的，只是歷史上有很多這樣的故事。以情勝情法，雖然古人是使用五行相克的關係來解釋的，但實際上也是一種心理轉換的方法。除了上面所說的心理平衡調節的方法外，養心一定還要修德、修心。

釋懷了，自調機能就解放了

《素問・上古天真論》裡說：「恬淡虛無，真氣從之；精神內守，病安從來？」我們前面已經解釋過。還接著說：「無思想之患，以恬愉為務，以自得為功，形體不敝，精神不散。」意思是說沒有思想中的各種憂患，時時保持著恬淡愉快的心情，時時保持一種滿足的、平衡的、自得其樂的心態，只有這樣，才能真氣從之、形體不敝、精神不散，人體的自調機能才能自動發揮作用。形體和精神都不會出現異常，病怎麼還會產生呢？

孔子也說過，「大德……必得其壽」、「仁者壽」。

孫思邈說過，「性既自善，內外百病皆不悉生，禍亂災害亦無出作，此養生之大經也」。

要讀書學習，提高精神境界和思想覺悟，站得高，才能看得遠，胸懷才能寬闊，才能做到「大肚能容，容天下難容之事；慈顏常笑，笑天下可笑之人」，才能放下許多糾結。糾結放下了，**釋懷了，我們的自我調節機能也就解放了，也就可以自動地把我們的健康調節到最佳的狀態。**

除了上面心理上的調節，有沒有一些可以操作的養心技術呢？當然有。

自然放鬆入靜法

我有位朋友，極少得病，偶有感冒發熱，他只要把自己扔在床上或沙發上，靜上半個小時，全身冒汗，病就好了，發熱就退了。我說你這是怎麼回事啊？他說他從小就是這樣休息的，放學回來、上班回來覺得累，就把自己扔在床上或沙發上，腦子什麼也不想，很快就感覺不到自己身體的存在了，但是那個疲勞的感覺還隱隱約約有。我問他這個時候睡著了嗎，他說沒睡著，周圍的聲音聽得見，但是聽而不聞，眼睛有時半睜半閉，但對周圍的事情視而不見，就是這樣休息的。這個朋友認為，這種狀態只要能保持二三十分鐘，就能完全恢復一天的身心疲勞。

於是我把他這個方法總結為十六個字：我是誰，誰是我，我在哪裡，哪裡有我，都不曉得，都不去想，這就叫「物我兩忘」；意念和呼吸都是寧靜的，這叫「意氣俱靜」；即使是「什麼也不要想」這個意念也不要有，這就是「無無亦無」；

但不要睡著，而是處於覺醒狀態，這叫「一靈獨覺」。

後來，我用一台多導生理測試儀，測試這位朋友在「物我兩忘」狀態下的生理活動情況，發現他在這種狀態下，大腦皮質的活動處於寧靜的狀態，而腦幹網狀結構上行啟動系統卻異常活躍，說明他沒有睡覺，而處於完全覺醒的狀態。我認為這個狀態，就是自調機能得到徹底解放、功能發揮到最好的時候。睡覺有沒有這個作用呢？睡覺的時候，大腦皮質、腦幹網狀結構上行啟動系統都抑制了，所以睡覺是恢復體力和恢復腦力的好方法，但不是徹底解放自調機能的好方法，只有進入「物我兩忘，意氣俱靜，無無亦無，一靈獨覺」的狀態，才是通過自調機能調節健康、恢復健康的最好方法。這就是我說到的，**人的自我調節機能可以讓身體自己給自己治病。**

這種休息方法，我把它叫作**自然放鬆入靜法**，和儒家講的坐忘、道家講的入靜、佛家講的禪定，都應當是一回事。進入這種狀態，那種恍兮惚兮、惚兮恍兮、恬淡愉悅、遍身舒泰的感覺，使人流連忘返。如果在這個狀態下睡著了，那也沒有關係，在這種狀態下的睡眠，感到睡的時間長，睡眠深度深，睡醒以後，感到身心格外輕鬆愉快。

大家在讀到這本書的當晚，就可以去試一試，看看能不能做到物我兩忘，意氣俱靜，連「什麼也不要想」這個意念也不要有，但是並沒有睡著。這樣就可以

使人體的自調機能發揮到淋漓盡致的地步。如果能做到，那就一定是有造化的。

我把這個方法告訴了我的一個學生，不久學生回來找我：「老師，你說的方法我做不到，平常我在安靜的時候，想的事情並不多，你越說什麼不要想，我反而想得更多了，甚至連覺也睡不著了。」我說：「『心猿意馬』這個詞你聽說過嗎？你的心思像樹上的猴子，上躥下跳，不得安寧，你的意念像草原上的野馬，任意奔馳，易放難收。」「老師這可怎麼辦？」「我給你找個『拴猴樁』、『拴馬樁』吧，先把你的意念固定在一個地方，這就叫『意守法』。也叫以『一念代萬念法』，就是想一點，而使其他思緒寧靜下來。」

「意守法，守什麼地方？」

「你可以意守丹田。丹田在臍下三寸的小肚子處。同時配合順腹式呼吸，也就是吸氣的時候小肚子輕輕地鼓起來，呼氣的時候小肚子自然放鬆癟下來。一個星期後回來告訴我你的感覺。」

學生當場試了一下：「我這地方什麼都沒有。我是想肚皮，還是想肚皮下的脂肪，是想脂肪下的肌肉，還是想肚子裡的小腸？」

我說：「不要想那麼具體，和腹式呼吸配合起來，每天守兩次，每次守半個小時。」

一個星期後他回來了：「老師，我練了兩三天，小肚子就有了熱的感覺，於是我就守著這個熱的感覺。」

我說：「好了，現在你就守這個熱感。這個熱感是怎麼回事呢？是你意念關注的地方，毛細血管擴張了，血液循環加強了，代謝旺盛了，產熱增多了，這個熱感是真實的，繼續守，這就是你的『拴馬樁』。」

又過一個星期，他回來了，說：「老師啊，這幾天我小便黃，有味，小肚子發燙，是不是上火了？」

我說：「到這個程度上，你就不要死守了，找不到『拴馬樁』的時候，你要死守，有了熱感，就是找到『拴馬樁』了，就要守而不守，不守而守，似守非守，意綿綿，若存若亡，若有若無。如果守得太死，就像馬拴在這兒，把韁繩繃得太緊，就造成了新的緊張因素，就不能入靜了。就這樣練下去吧，對你的健康會有好處，以後就不要因為這個問題再找我了。」

沒想到又過了一個星期，學生又來找我：「老師，不好了！我女朋友月經提前來了，而且量特別多。」我說：「你教你的女朋友練這個功了？」他說：「是！」「誰讓你教的？你不知道這個方法傳男不傳女嗎？」「難道還保守嗎？」「不是保守，是因為並不是所有的女孩子都可以守丹田的。守丹田，局部毛細血管擴張，血液循環加強，對有的女人，就可能導致月經提前，或月經量多，你不能隨便教她。」「那她也想學學靜心的方法怎麼辦？」「可以守身外之物。比如意守一朵玫瑰花，也可以默念字句，比如默念『鬆靜』兩個字，念著念著，就進入了放鬆、寧靜的狀態，這也是找『拴馬樁』的方法，也叫『以一念代萬念』，大腦皮質寧靜下來了，我們的自調機能就發揮出來了。」

吞津法

還有一種很好的靜心方法，來自道家，就是吞津法。

準備動作：**全身放鬆，面帶笑容，兩唇輕閉，準備練功。**

為什麼要求面帶笑容？因為當我們有意識地做這個表情的時候，心裡自然也就高興起來了，這就已經達到了養生的效果，因為愉快的心情對健康很有好處，所以常說「笑一笑，少一少」。不過，如果周圍有很多人，你在心裡面輕鬆愉快就可以了，不要莫名其妙地笑出聲來，以免引起別人的誤會，以為這個人精神出什麼問題了。

接下來要做三個動作：一是叩齒，上下牙齒輕輕叩擊三十六次。注意，一定要輕，不要叩到牙齒痛、腮幫子肌肉痛。二是攪海，舌頭在口腔中輕輕攪動，順時針九次，逆時針九次，再順時針九次，逆時針九次。通過叩齒和攪海，唾液分泌就逐漸增多了，繼續含漱至唾液滿口。三是吞津，等唾液滿口的時候，把唾液分幾小口咽下，咽咽有聲，並用意念引導潤潤暖暖的感覺至丹田，也就是小腹部，意守丹田三分鐘。當然，一口咽下也是可以的，不發出咽咽的聲音也是可以的，順其自然就好。吞津法在走路、站立和坐著的時候都可以做，就是不要躺著做，因為躺著不利於唾液的吞咽。每天不拘次數，只要有時間就練習。以後養成習慣，隨時隨地都可以練。

練這個有什麼作用呢？

道家稱唾液為金漿、玉醴、神池水、上池水、華池水。**經常練習這個方法，有灌溉臟腑、濡潤四肢、使面色紅潤、輕身不老的功效。**

為什麼會有習慣性便秘？是因為腸道蠕動慢，腸液分泌少，你用這個方法可以「灌溉」整個消化道，當然並不是說，這一點點唾液就能夠直接灌溉整個消化道，而是當唾液分泌增多的時候，就會激發整個消化道的各種消化液，諸如膽汁、胰液、胃液、腸液等分泌增多，還可以促進整個消化道的蠕動，消化液分泌多了，營養吸收就好了，胃腸蠕動活躍了，也就不會便秘了。消化吸收功能好了，氣血的化生就充足了，面色也就紅潤了，皮膚也就不乾燥了，整個身體也就輕盈健康了，所以吞津法是一個很好的養生保健方法。

從調心的角度來看這個方法，我是這樣認識的：一個人在焦慮緊張的狀態下，唾液分泌減少，嘴巴總是乾乾的。如何緩解緊張焦慮情緒？在很多時候，我們自己是束手無策的。可是當我們練好吞津的方法後，我們的唾液分泌多了，我們就會自然感到心不煩了、不焦慮了、不緊張了、淡定泰然了。這顯然對整個心身健康有極大的好處。也就是說，吞津法是另外一種調心、靜心的方法。

靜坐養生法

靜坐養生法是養心的極其重要的方法，是世界傳統養生方法中的寶貴遺產，靜坐養生法已經風靡全球。

郭沫若先生一九一四年在日本留學的時候，得了嚴重的神經衰弱，徹夜難眠，沒精打采，頭暈心悸，記憶力減退，百藥無效。一九一五年，他在舊書店中買到了一本《王陽明全集》，在這本書裡有「靜坐」一章，於是他就每天照書練習靜坐。

兩周後，奇蹟出現了：他不僅能整夜酣睡，而且頭暈心悸都消失了，記憶力恢復了正常。於是，年輕的郭沫若就對靜坐做了一番考證和研究。

郭沫若在《靜坐的功夫》這篇文章中指出：靜坐這項功夫，在宋明時代，儒家是很注重的，論者多以為是從禪宗而來，但他覺得，當溯源於孔子的弟子顏回，因為《莊子》上就有「顏回坐忘」之說。印度的靜坐功瑜伽，也是閉目端坐，全身放鬆，控制呼吸，達到入靜的狀態，和中國的坐忘異曲同工。儒家認為靜能生慧，把靜坐定為理學的必修課，要求弟子們半日讀書、半日靜坐。

看看道家和佛家修行的主要方法之一，也都是靜坐。二十世紀，美籍印度人瑪哈里希，把瑜伽和物理學統一場理論相結合，創編了超覺靜坐法，**他說，學會進入超覺意識狀態，內心會變得平靜，思想會變得富有成效，並能對環境發出輕快與協調的波。**

靜坐養生的實用性，受到現代科學研究的證實，據說希拉蕊、克林頓等名人也練習靜坐。美國《時代雜誌》曾經載文說，兩千萬美國成年人經常打坐，打坐已經成為美國主流社會的風尚。甚至美國很多醫療中心的醫生遇到藥物無效的病例時，也教病人打坐冥想，用來減輕症狀。靜坐正在成為美國的主流療法。

靜坐養生到底有什麼作用呢？我們從中西醫臨床以及實驗研究三個方面的結果來看看。

中醫臨床實踐證明：**靜坐可使人體陰陽平衡，經絡疏通，氣血流暢，臟腑和調，心情寧靜，智慧開悟，從而起到消除亞健康、防治疾病、益壽延年的作用。**

西醫臨床實踐證明：**靜坐對防治神經官能症、頭痛、失眠、高血壓、冠心病及排除心理障礙等，都有良好的作用，還有增強消化功能、提高耐寒能力和潤澤肌膚的功效。**

實驗研究發現：人體在超覺靜坐的時候，全身肌肉放鬆，心率呼吸及大腦電波緩慢而且高度有序，全身耗氧量減少，基礎代謝率降低，免疫功能增強，全身小血管舒張，血液中的腎上腺素、甲狀腺素和其他緊張激素下降，大腦皮質處於保護性抑制狀態，皮質功能同步化增強，神經功能協調統一，可以增強專注力、抑制焦慮、改善睡眠、防治抑鬱，對消除亞健康、防治疾病、延緩衰老等都有重要意義。

靜坐的姿勢是什麼？其中有哪些要領呢？

● 平坐式

端坐椅子上，後背離開椅子靠背，大腿平放，小腿垂直，兩腳分開與肩同寬，平踏地面，鬆腰解帶，頭正直，下巴微收，背伸直，兩肩下垂，全身平坐式放鬆。閉目閉口，舌抵上顎。手的姿勢，可以掌心向下或向上，平放在兩個膝蓋上，也可以兩手重疊放於大腿根部，左手下，右手上，兩拇指相對，掌心向上。

在靜坐的時候，要求排除雜念，盡可能做到**「物我兩忘，意氣俱靜，無無亦無，一靈獨覺」**。如果意念達不到這種境界，就意守丹田，進行順腹式呼吸，也就是吸氣的時候小肚子輕輕地鼓起來，呼氣的時候小肚子輕輕地癟進去，靠腹肌的運動來呼吸，盡可能肋間肌保持不動。漸漸進入一種似有似無、似睡非睡的忘我虛無狀態。

早晚各練習一次，每次練習三十分鐘。

在靜坐結束的時候，做一點肢體的整理放鬆活動，方法是先把兩手搓熱，用熱熱的手掌搓揉按摩面頰、雙眼、雙耳，繼而用五指梳理和按摩頭部，再用雙手拍打頸、肩、臂、胸腹、下肢，盡可能拍遍全身。在過去，人們把這項整理放鬆活動叫作收功。

我們這裡所說的意念、練功時間和收功方法適用於以下所有的靜坐形式。

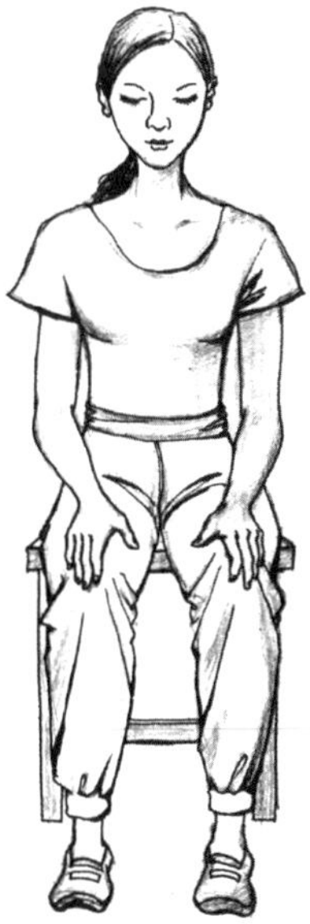

平坐式

●盤坐式

是養生家最為常用的打坐法。坐在床上、地毯上或者專門練習靜坐的蒲團上，其中有散盤、單盤、雙盤的不同。

●散盤式：

兩小腿交叉盤坐，注意手心、腳心和頂門心（也就是百會穴處）都朝天，這就是所謂的「五心朝天」。上半身的姿勢要領、意念、呼吸、收功，都和平坐式相同。

●單盤式：

這是兩小腿一上一下重疊盤坐，五心朝天。上半身的姿勢要領、意念、呼吸、收功，都和平坐式相同。

●雙盤式：

這是最標準的盤坐方式，也最難做到，要求兩小腿交叉重疊盤坐。上半身姿勢的要領、意念、呼吸、收功都和平坐式相同。

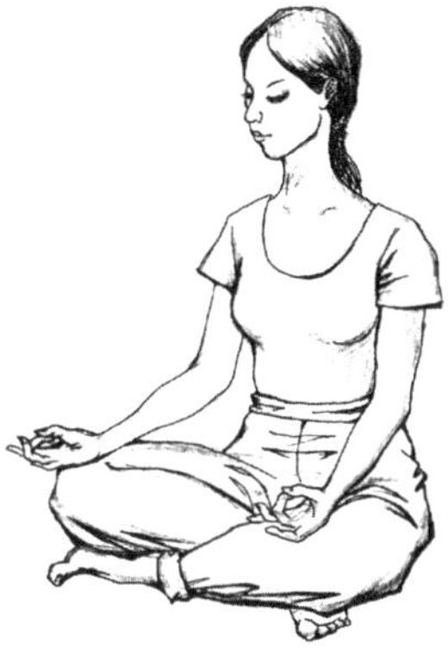

散盤式

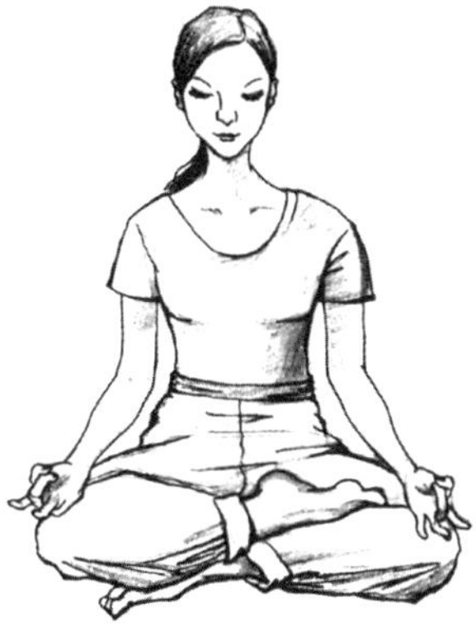

單盤式

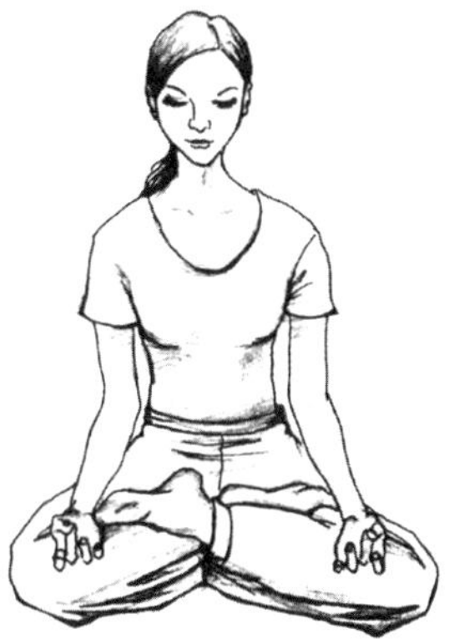

雙盤式

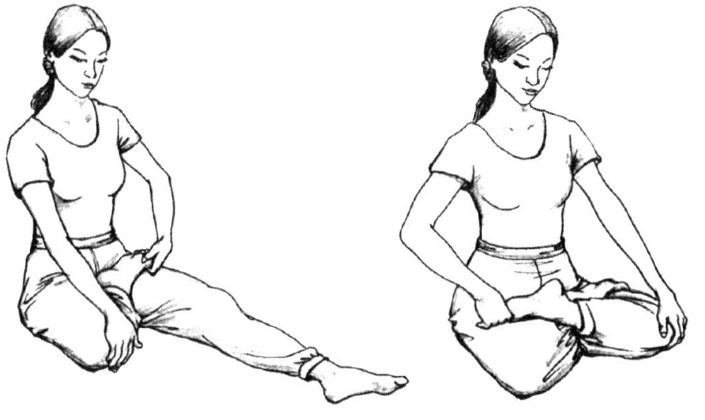

雙盤式的操作過程

有人解釋，盤腿打坐，雙腿疊加，雙手放膝上，五心朝天，人體形成一個金字塔形，能收集到宇宙無所不在的能量，並把這種理論稱之為「金字塔效應」。

根據我這裡簡單介紹的靜坐養生法來學習靜坐養生，顯然是不夠的，因此，我在這裡給大家介紹兩本關於靜坐養生的參考書。一本是蔣維喬先生的《因是子靜坐法》，曾多次再版，是一部學習靜坐養生的入門書。另一本是國學大師南懷瑾先生的《靜坐修道與長生不老》，它是一本權威的、詳盡的靜坐養生專著，有多種中英文版本。

以上這些主動練習入靜的方法或者說技術，有三個特點：**一是放鬆，二是愉悅，三是專注。不管你用什麼方法，只要進入這三種狀態，就是養心，就是養生，就是對自調機能的解放。**

以上給大家介紹的方法，都需要持之以恆，長久訓練，才可以達到消除亞健康、預防疾病和抗衰老的效果。可是我們學習這些方法畢竟受時間的限制，而平時大量的時間是處在工作和生活中。因此，我建議大家日常工作要達到「三種狀態」，經常做到「四個快樂」。具體且看下文。

日常生活工作要達到「三種狀態」

日常生活工作要達到哪「三種狀態」呢？

它們就是放鬆狀態、專注狀態、愉悅狀態。

只要有這「三種狀態」，即使工作了一整天，也不會感覺到疲勞，因為這個狀態近似於練功的身心狀態。在我看來，這樣工作一天，就等於練了一天的功。

書法家、畫家、指揮家等，長壽的很多，他們雖然沒有專門練什麼功，但他們沉浸在所從事的事業中，整天處於專注、輕鬆、愉悅的狀態，心無雜念，就能使他們的自調機能得到解放，從而得以長壽。

經常做到「四個快樂」

「四個快樂」是我們健康的得力助手，它們是助人為樂、知足常樂、自得其樂、沒樂找樂。為什麼這樣說呢？

「喜則氣緩」，經常保持愉悅的心情，利於身心放鬆，利於解放自調機能。這就是前面引用過的《素問．上古天真論》裡所說的「無思想之患，以恬愉為務，以自得為功」，時刻要找到一種美得不得了的內心感受。其實，快樂和不快樂，就看你自己怎麼看，怎麼想。

一個初冬的下午，我和幾個學生從教學樓走向圖書館。一陣寒風過後，幾片枯黃的殘葉從光禿禿的樹枝上飄落下來，一個女學生說：「老師，我一看到秋冬光禿禿的殘枝敗葉，心中總會有一種莫名的悲涼、哀傷和惆悵。」

我說：「前天下午，我到機場接一位從臺灣來的女孩，她比你大一兩歲。他的父親是我的老朋友，打電話給我說，他的女兒大學畢業了，現在在家等待就業，趁這個空當想去北京玩，孩子第一次去北京，他有點不放心，就打電話給我，希望我到機場接一下，幫助安排旅館住宿，最好能找學生陪她觀光旅遊。我接到這個女孩從機場出來，車開上了進城的高速路，西下的太陽把金黃色的光線灑落在機場路兩側的林木上。這個女孩突然忘情地大叫：『哎呀！我從來沒有看到過沒有葉子的樹，太漂亮了！太漂亮了！』趕快拿出照像機，打開車窗，拍了一路沒有葉子的樹。」

我對旁邊這個女學生說：「你和這位臺灣女孩，面對的同樣是沒有葉子的樹。你是觸景傷情，產生了悲涼、哀傷和惆悵；她是見景生情，產生了喜出望外的快樂、愉悅和激動。你想想這是怎麼回事？」

快樂和不快樂，完全看你自己的心態。你覺得快樂就快樂，你覺得不快樂就不快樂，這就是境由心造，樂由心生。

以上介紹的方法，都是養心的方法，我們做到了這些，就可以減少不良情緒和情感對我們自調機能的抑制和干擾，我們的自調機能就可以發揮更好的作用，身體的健康就得到了最大的保障。但是不是這樣，我們就可以高枕無憂了呢？不是的，**養生的第二大要領是，順應自然規律和生命規律，降低自調機能的損耗，保護自調機能。**

自然規律和生命規律是什麼？為什麼違逆規律就會耗損自調機能？這種養生方法是誰提出來的？我們採取什麼樣的生活方式，才算是順應自然規律和生命規律？由此又衍生出什麼樣的養生方法呢？請看下一章。

第二篇

順應規律，減少人體生理機能的損耗

第五章

天人相應，保養有道

為什麼說最好的醫生就是我們體內的自調機能？
外感病有個著名的「七日節律」，七日節律是指什麼？
在日常養生中有什麼用？
感冒後休息非常重要，為什麼說這是保護陽氣、促進疾病自癒的重要手段？
「世界時間醫學之父」發現了節律的什麼秘密？
「天人相應」是指什麼？為什麼古人說天地自然是人和萬物的父母？
我們可以從時間節律中找到哪些養生方法？

真正的醫生就是我們體內的自調機能

任何人都得過傷風感冒，我也不例外。二〇〇九年的十一月，我在外地，連續講了好幾天課，週六結課的當晚，坐飛機回北京，在飛機上就感到特別不舒服，頭暈頭痛、噁心、疲勞、全身發冷，下了飛機不斷地打噴嚏、鼻流清涕、流眼淚，周身痠痛，夜裡回到家體溫就上升到攝氏三十八度，我知道，這是連日的勞累讓我抵抗力下降，又受了風寒，感冒了。家裡的人說，吃點藥吧，我說不想吃藥。那就刮刮痧、拔拔罐吧，我說刮痧拔罐都是瀉法，我很疲勞，正氣不足，經不起瀉，還是早點睡覺好好休息吧。

先用熱水泡腳，平時泡二十分鐘左右，就會周身潮潮地出汗，這次泡了四十分鐘，一點汗都沒有出。躺在床上翻來覆去，睡不著。於是我用自然放鬆入靜法，讓自己做到「物我兩忘，意氣俱靜，無無亦無，一靈獨覺」，把身體和康復放心地交給了我的自我調節機能。我知道，而且也和大家說過，**真正的醫生就是我們體內的自調機能，真正的靈丹妙藥就在我們體內，就看你能不能很好地發揮它們的作用。**

不知道過了多長時間，我感到周身的毛細血管隨著呼吸的節奏，一開一闔，就像周身包圍著一個熱氣團在開闔一樣，全身痠痛不舒服的感覺也緩解了很多，再後來不知不覺，也不知道是什麼時候，就睡著了。

醒來已經是第二天上午十點多鐘，體溫降到攝氏三十七度以下，頭痛減輕。但鼻塞清涕、身上痠痛、乏力這些症狀，只要起床離開被窩，就依舊存在。過了中午，體溫正常了，隨後的第二天，仍然用大部分時間臥床休息，並注意飲食清淡，只吃稀粥、麵條、蔬菜，而且也只吃六七分飽，不吃雞、鴨、魚、肉、蝦、蟹等一切葷腥，適當增加喝水。

到了星期五的上午，所有的症狀消失了，從上週六開始有感冒的症狀算起來，正好是七天，這就是普通感冒的自然病程，自然病程結束了，也就自己好了。我把它叫作**「外感病的七日節律」**。

從外感病的七日節律悟到的養生方法

關於**「外感病的七日節律」**，早在一千八百多年前張仲景所寫的《傷寒雜病論》

中就提出來了，但是這本書在流傳的過程中，被分成了《傷寒論》和《金匱要略》兩本書，直到今天都被中醫界稱作經典著作。要想成為臨床看病水準好的中醫大夫，除了好好學習《黃帝內經》之外，這兩本書也是必須讀好的。

在《傷寒論》中，張仲景說了這樣一句話：「太陽病，頭痛至七日以上自癒者，以行其經盡故也。」這裡的『太陽病』，簡單來說，就類似於一個病毒性感冒。頭痛、發熱、怕冷、沒有汗、身體疼痛，甚至有點輕度的咳嗽或者喘，如果你沒有用藥物去治療，也沒有發生合併症和併發症，到第七天的時候它自己好了，這就是這個病的自然病程結束了。如果七八天沒有痊癒，就要等第二個七天，甚至第三個七天。這個病到要好的那一天，是什麼時辰好呢？張仲景說：「太陽病，欲解時，從巳至未上。」就是從上午九點到下午三點，也就是中午前後這段時間，自然界陽氣最盛，這正是汗出熱退最有利的時機。這又涉及晝夜節律的問題。

是不是所有的人得感冒，都可以不找醫生治療，七天都可以好呢？

除了感冒之外其他疾病的病理變化或者生理現象有沒有七日節律呢？

除了七日節律和晝夜節律之外，人體的生理功能和病理變化還有沒有其他的時間節律呢？這些時間節律形成的機理是什麼呢？我們從中又能領悟到什麼樣的養生方法和教訓呢？

感冒七天好不了的人，實在是大有人在。

一個看上去身體健壯的小夥子，到門診找我看病，他說感冒快兩個月了都沒有好。他說五十多天前得了感冒，發冷發熱、頭痛、全身痠痛。他想：感冒發熱，醫生不就是用藥物發汗來退熱嗎？跑跑步，跑出一身汗來不就退燒了嗎？於是他到馬路上跑了幾千公尺，確實出汗了，但不僅發熱沒有退，反而精疲力竭、重度乏力、全身痠軟、咳嗽氣喘。後來他吃了不少中西藥物，發熱是退了，但是遺留下咳嗽氣喘、打噴嚏、流清涕、頭痛的症狀，到現在都沒有好。這是怎麼回事呢？這是因為他在感冒期間，不僅沒有注意休息，反而採用劇烈運動的方式，耗損了人體的正氣，耗損了人體的自調機能和康復機能，從而引發了氣管炎、過敏性鼻炎等併發症。

可見感冒以後的休息十分重要，這是保護正氣、促進疾病自癒的重要手段。

腦力消耗過度，不利於疾病的自癒

那麼腦力的過度消耗會不會影響疾病的自癒呢？

很多年前，學校將要放寒假的時候，學生們都在忙著準備期末考試。學校醫務室的一個老大夫在校園裡遇到我，看見我就說：「你上課是怎麼講的嘛！你告訴學生說，感冒如果不治療，七天就可以好，結果一個女學生感冒發熱不治療，拖了七天，發熱沒有退，拖成了化膿性扁桃腺炎，現在還在醫務室打點滴呢。」

這個大夫比我年長，又和我住在同一棟樓裡，平時很熟，所以見面說話很直率。我說感冒七天可以好，是《傷寒論》裡說的。但我在課堂上講得很清楚，這是有條件的，需要病人好好休息靜養，還要飲食清淡，只要不發生合併症和併發症，七天就可以自癒，這是外感病的自然病程。

我還說，雖然感冒的自然病程是七天，醫生的責任並不是等待觀望，而是要準確辨證，積極治療、及時用藥，就可以截斷病程，使病在短時期內完全康復，治療是有重要意義的。病人自己也要主動找醫生治療，使疾病早日痊癒。

現在正是期末考試，學生們有多門功課要考，心理壓力大，還沒有充分休息的時間，腦力勞動強度大，正氣消耗大，這個學生又不用藥物治療，這就容易導致併發症的發生，她是繼發了細菌感染，得了扁桃腺炎，七天怎麼能自己好呢？

因此，在**得感冒期間，無論是體力活動過度，還是腦力的過度疲勞，都不利於疾病的自癒。**

病中大補，其實是增加正氣的負擔

飲食不當會不會影響疾病的痊癒呢？

一年冬天，一位年輕媽媽抱著一個三歲左右的男孩來看病，孩子感冒發熱十幾天，中西藥物都用過，發熱還是不退。當時孩子在診室放了一個屁，奇臭無比。那是冬天，診室門窗緊閉，兩個實習的女學生忍不住用手掩住了口鼻。我知道這個孩子之所以有這樣的反應，不僅有外感，還有食積內停（消化不良）。

於是就問這個媽媽：「你這幾天都給孩子吃什麼啦？」

她很得意地說：「人參燉甲魚、蟲草燉母雞、當歸燉羊肉……」

我說：「你為什麼要給孩子吃這些東西？」

她說：「孩子感冒發燒，需要增加營養，增強抵抗力呀！」

我說：「孩子得了感冒，正氣抗邪於體表，正氣就相對不足，消化能力也就相對薄弱，這個時候不僅需要好好休息，還要特別注意飲食清淡，不要過飽。這樣做的目的，是為了使正氣集中力量趨向於體表來抗邪。你在孩子感冒期間，消化能力薄弱的情況下，給他吃了這麼多不好消化的補品，無疑增加了孩子胃腸的負擔，增加了正氣的負擔，正氣既需要趨向於體表來抗邪，又需要回向於體內來消化飲食，被外來邪氣和內傷飲食兩頭夾擊，首尾難顧，這個病怎麼能好？」於是我開了外散風寒、內化食滯的方子，孩子才很快好轉。

就一般人來說，**得了感冒，不僅體力和腦力都不能過勞，注意飲食清淡，不要吃飽，也極其重要。**如果再能及時合理地運用中西藥物治療，就可以截斷病程，提前痊癒。更何況在醫生的眼裡，感冒又可以分風寒、風熱、外寒內熱、濕熱等許多不同類型，在醫生的指導下合理用藥，是早日痊癒、不發生合併症和併發症的關鍵。

等到自然病程結束，疾病就自癒了

除了感冒，還有許多疾病的病程具有七日節律。但並不是一個七天就能自癒的，甚至需要幾個七天才能好，也許還可能死亡。而這些疾病的初期階段，很像感冒。

二十世紀三四十年代，北京腸傷寒發病率較高。這是由傷寒桿菌或者副傷寒桿菌引起的一種疾病，發病後典型的病程：第一個星期體溫就像爬臺階一樣，熱度一天比一天高，這叫階梯熱。在這個階段，也會怕冷、身上痠痛或者沉重，和感冒很類似，常常容易被自己忽略。第一個星期末體溫上升到攝氏三十九度到四十度，甚至四十度以上。第二個星期、第三個星期持續處於高熱的狀態，三十九度到四十度甚至更高，晝夜溫差不超過一度，這叫稽留熱。

有的病人第三周結束的時候，可能突然出現腸穿孔、腸出血，進一步導致失血性休克而死亡，那個時候腸傷寒的死亡率是很高的。有的病人第三周結束的時候，突然汗出熱退，脈靜身涼，病好了。在當時治療這個病的特效藥物氯黴素還沒有發明，所以病情重，死亡率高，得了這個病的，無論是病人還是家屬，都很緊張擔心。

當時有一位中醫大夫，在北京治療發熱性疾病很有名氣，病人來找這個醫生看病時，醫生摸摸脈，問問病史，看看病情，就告訴病人：「你每天吃一服藥，每天要臥床休息，只許吃煮得稀爛的粥，不許吃任何含纖維素的東西，雞、鴨、魚、肉、蛋一律絕對禁食，可配用一點點、剁成碎碎細細的鹹菜末。只要按照我這個方法去做，到某某日你就好了。」

當時的人們都很驚異：「這是一個容易死人的病，大夫這樣胸有成竹地預測某某日病好，太厲害了吧？」家屬和病人，就盼著這天的到來。結果到了這一天，或者差一兩天，病人紛紛好了。在這個醫生的手下，腸傷寒基本沒有死亡病例。

我們今天看看當年這位醫生留下的病例，所用的藥物藥味少、劑量輕，疏通氣機，芳香化濁，被後來的人稱為「平正輕靈，四兩撥千斤」，但總覺得這些藥物對抗不了傷寒桿菌和副傷寒桿菌。可是**他爲什麼能夠預測腸傷寒的病癒時間，又把一個個病人治好了呢？就是因爲他把握了這個病病程的七日節律，所用的一切方法，包括用藥、嚴格臥床休息和飲食禁忌，都是保護正氣的，保護人體的自我調節機能和抗病能力的，防止發生嚴重的併發症和合併症的，等到自然病程結束了，疾病就自癒了。**

這位醫生是誰？就是在二十世紀三四十年代被譽為「京城四大名醫」之一的汪逢春先生。

許多可能導致死亡的疾病，如腸傷寒、病毒性腦炎、大葉性肺炎、非典型性肺炎（SARS）、禽流感等的初起階段，症狀很類似普通的感冒，病人自己很難鑑別，即使是醫生，如果不用特殊的或者綜合的診斷方法，也難區別清楚。所以我這裡雖然講了一般的感冒七日自癒，是在講七日節律，還是**勸大家感冒了要及時就醫，明確診斷，不要耽誤病情。**

我那次的感冒，之所以可以不採取藥物治療，通過注意休息和飲食的禁忌，等待感冒的自癒，是因為我是醫生，我知道自己得的確實是病毒性感冒，而且是不重的感冒，並不是其他嚴重的疾病，在觀察的過程中，也沒有出現過喉嚨痛、咳嗽、高熱不退等併發症狀。

但不是醫生的朋友，我建議你們還是不要自作主張，不要有病不治，等待觀望，以免耽誤病情，導致不良後果。

人的生理、病理的時間也有節律性

許多動物的生理活動也存在著七日節律的現象。受精的雞蛋放到暖箱裡多少天能孵出小雞啊？不多不少，是二十一天，三個七天。信鴿孵蛋的時間，有的書上說是十八天，我觀察認為，也是二十一天，因為信鴿每窩孵小鴿，要下兩個蛋，下了第一個蛋就開始不離窩地孵，隔一天再下第二個蛋，如果從下第一個蛋開始孵來計算，到第二十一天的時候，兩隻小鴿同時出殼。其實第二個蛋應當在肚子裡就開始發育了。兔子的孕期是二十八天，四個七天。貓狗的孕期是六十三天左右，九個七天。老虎孕期是十五個七天，一百零五天。人的孕期約是四十個七天。

現代還發現：在治療白血病所採取的骨髓幹細胞移植的過程中，新生白細胞出現的時間存在著七日節律的現象;器官移植後劇烈排斥反應發生的高峰時間,也存在著七日節律的現象。

人在生理時間上也有節律性。我們前面還提到了**晝夜節律**。晝夜節律,人人可見,每個人的呼吸、血壓、心律、內分泌活動、胃腸的蠕動、消化機能,都有晝夜節律。我們通常所說的倒時差,就是調整晝夜節律的體現。

很多人都是每天早晨排大便,這就是消化系統的晝夜節律。有些病上午輕、下午重,到了晚上更重,第二天又重複了這個過程,這也是晝夜節律。

病理時間也存在節律性。一個患帕金森綜合症的病人,每天晚上七點到九點發作加重,他說,這段時間就是他的魔鬼時間,每到這時,上肢抖動,全身顫抖,吃飯時筷子都拿不住。

很多患抑鬱症的病人,常常是晨重夜輕,早上一醒,心情鬱悶,全身疲懶疼痛,重度乏力,思維遲鈍,賴床難起。哎呀!我怎麼又回到了這「苦難的世界」?為什麼沒有睡死過去?心理的痛苦和身體的痛苦,真可以說是痛苦難耐,痛不欲生。可是一到傍晚,全身輕鬆了,心情好了,甚至可以下床做家務,可以看書寫東西了,這也是晝夜節律的體現。

《黃帝內經》中關於十二經脈經氣循行的時間節律,也是晝夜節律的體現。

「世界時間醫學之父」發現了節律的秘密

張仲景所說的晝夜節律和七日節律有科學道理嗎？

現代醫學家對這種病理的時間節律有沒有研究呢？當然有。美國有一位叫哈爾貝克的教授，他從年輕的時候就開始致力於對人以及其他動物生理活動時間節律的研究。他的研究方法說來簡單，但是需要持之以恆。他讓參與實驗的研究物件留下尿液，每次的尿、每天的尿、每月的尿、每年的尿都留下標本來，以便測試尿液中激素含量的變化，有沒有時間規律。結果發現，一般人尿液中的激素含量變化有晝夜節律，就是二十四小時一個變化週期，也有七日節律，就是七天一個變化的大週期。憑這項發現，他提出了時間生理學、時間病理學、時間藥理學、時間治療學、時間醫學等概念，創辦了《世界時間醫學》雜誌，被譽為「世界時間醫學之父」。

一九八二年，哈爾貝克來中國講學，就在我們大學，他講了這樣一件事情：當年參加測試的一個小夥子，尿液的標本留了近三十年，從他的尿樣中檢測出了激素分泌的晝夜節律和七日節律。

由於人的起居、飲食、情緒能夠干擾人體的內分泌，所以哈爾貝克教授對參加測試的人有個要求：不要熬夜，十一點左右要上床睡覺，飲食上不要吃過多的有污染的食物。

參加實驗的這個小夥子，嚴格遵照哈爾貝克教授測試合約的要求，所以他的尿樣一直測試了近三十年。後來發現他尿樣中激素的含量變化，保持了接近三十年的七日節律消失了，紊亂了，找不到了，晝夜節律還有。

這是怎麼回事呢？教授就把這個小夥子找來。其實這時候哪裡還是什麼小夥子啊？都五十多歲了，是「老夥子」了。

教授問他：「你能不能說說，你最近的生活發生了什麼變化？為什麼你保持了近三十年的尿樣中激素分泌變化的七日節律，最近消失了？」

這個五十多歲的男子，臉一下子紅了。他說：「教授，真對不起，因為我按照您的要求，每天要按時睡覺。我的前幾任女友，都認為我不能很好地陪她們過夜生活，紛紛離我而去。最近，我又交了個新的女朋友，三十多歲，她認為我的生理機能低下，我不好意思徵求您的意見，就用了一片雄性激素，放在肛門裡慢慢釋放。正是用上了雄性激素沒有多久，這個保持了近三十年的尿樣中的激素含量變化的七日節律就紊亂了，找不到了。」

教授對他說：「這麼多年的測試，你很辛苦，但我們已經得出了可靠的結論，實驗就到這裡結束吧。」

可見沒有規律的生活、隨意應用和內分泌相關的藥物，對正常生理節律的影響都是十分明顯的。這就提示我們，養生一定要遵循自然規律和生命規律。

哈爾貝克教授講完後，我問：「您認為控制人體內分泌活動的晝夜節律和七日節律的因素是什麼？或者說機制是什麼？」哈爾貝克說：「這個問題我們研究了很長時間。我們發現，不僅人體的內分泌活動存在著晝夜節律和七日節律，而且動物的內分泌活動也存在著晝夜節律和七日節律，晝夜節律和七日節律的現象，是普遍存在於所有動物和人類的內分泌系統中的，於是我們就做了大量的動物實驗。」

哈爾貝克教授說：「實驗中我們發現，動物的各種內分泌腺，比如重要的有松果體、腎上腺皮質等，它們的分泌活動都具有晝夜節律和七日節律，可是我們把松果體和腎上腺皮質或者其他內分泌腺一個個分別摘除以後，動物的其他內分泌腺的活動仍然具有晝夜節律和七日節律。到目前為止，我只能很遺憾地告訴你，我沒有在人體內和動物體內找到生物鐘所存在的位置，我不知道控制人體和動物體內分泌活動的晝夜節律和七日節律的機制是什麼。」

我對哈爾貝克教授說：「中國在一千八百多年前的《傷寒論》裡，提到了疾病的晝夜節律和七日節律。在兩千多年前成書的《黃帝內經》裡，提出了人體生理和病理的晝夜節律、月節律、四季節律、年節律，甚至更長的六十年的節律。女性的卵巢活動就是月節律，脈象的春弦、夏洪、秋毛、冬石就是四季節律，四季節律的疊加就是年節律。」

哈爾貝克興奮地說：「我做了這麼多年的試驗，也只是發現了晝夜節律和七日節律，中國醫學這麼早就提出這麼多的時間節律，你們認為控制這些時間節律的機制和因素是什麼？」我說很簡單，這就是「天人相應」。

那個英語翻譯員用了幾分鐘的時間來翻譯或者說解釋這四個字，教授最終還是搖搖頭，表示沒有聽懂。

天人相應：控制著人體的時間節律

我這裡所說的「天人相應」的觀點，來自《黃帝內經》。《靈樞・歲露》說：「人與天地相參也，與日月相應也。」《靈樞・邪客》中甚至做了這樣的比擬：「天有日月，人有兩目；地有九州，人有九竅；天有風雨，人有喜怒；天有雷電，人有音聲；天有四時，人有四肢；天有五音，人有五臟；天有六律，人有六腑；天有冬夏，人有寒熱；地有高山，人有肩膝；地有深谷，人有腋膕；地有十二經水，人有十二經脈。」最後總結成**「此人與天地相應者也」，這就是人和天地大自然相對應、相順應、相適應，後來簡稱「天人相應」**。

為什麼《黃帝內經》會有「天人相應」的觀點呢？《素問・寶命全形論》裡說：「夫人生於地，懸命於天，天地合氣，命之曰人，人能應四時者，天地為之父母……人以天地之氣生，四時之法成。」意思是說，人是大地上所化生的，但在生命形成的過程中，與日月星辰等天體的運動週期有密切的關係，天地二氣相結合，這就形成了人，人類之所以能適應和順應一年四季寒來暑往的變化，是因為天地是人類的父母。反過來說，人類和萬物都是大自然的子女。人是由天地之氣所化生的，由春夏秋冬四季的規律所生成的。所以**在《黃帝內經》看來，人和萬物都是天地大自然的子女，人和萬物與天地大自然就是子女與父母的關係**。

體育教練員在少年兒童中選拔運動員苗子的時候，常常要看檔案或者做家訪，瞭解其父母的身體素質、運動技能和心理素質，這樣就可以知道這個孩子有沒有培養為優秀運動員的潛質。聲樂教育家，想瞭解他的學生有沒有培養為優秀歌唱家的潛質，除了看本人的條件，也要瞭解其父母的嗓音條件和藝術素養。因為一些特殊的才能和遺傳有一定的關系。子女的許多特質是來自父母的，看看父母的特質，就可以測知子女的特質。

同樣的道理，古人認為天地大自然是人類的父母，所以要瞭解人的生理功能和病理特點，就要採取「仰觀天文，俯察地理，中知人事」的方法，要求醫生的知識結構是「上知天文，下知地理，中知人事」。觀察自然規律，就可以測知生命規律；觀察日月星辰的運動週期，就可以測知生物的生理功能和病理變化的規律——因為人與天地是相應的。

從天人相應的觀點出發，就很容易理解，地球上一切生物的生理活動和病理變化之所以有晝夜節律，這和地球自轉一周有關。而四季節律和年節律，和地球繞太陽一周有關。如果地球自轉一周的時間不是二十四小時，而是三十小時，毫無疑問，地球上一切生命的晝夜節律，也就變成了三十小時。如果地球繞太陽的運動週期不是三百六十五天左右，而是四百天左右，我們也就不難想像，地球上所有生物的四季節律和年節律都要依照四百天左右來變化。

可見中醫研究生命節律的時候，是在化育生命的環境中找原因，這叫天人相應觀念、統一整體觀念。現代醫學在研究生命節律的時候，注重在生物體內找原因，注重尋找生物鐘所在的位置，如果真能找到人體內生物鐘所在的位置，這就可能對人工調控人體生物鐘的紊亂奠定基礎，對治療失眠、抑鬱等疾病會有重大突破。所以我認為這兩種研究方法都是需要的。

有人說，你的說法簡直是牽強附會，月球對一個人的萬有引力微乎其微，還不如你面前放的一本書對你的引力大，而且晝夜節律和地球自轉同步，四季節律、年節律和地球繞太陽運動同步。女性的月經沒有和月相變化同步的，每個人來月經的時間都不一樣。七日節律也不和月相變化同步，從來沒有聽說過大家隨著月相的變化同時得某種病，又同時好了。甚至還有人調查了數萬女性的月經週期，經過資料處理，結論是完全和月相變化無關。我完全同意月節律、七日節律並非和月相同步變化的說法，但不同步並不等於沒有關係。

我認為，**從萬有引力的角度來看，月球對個體而言幾乎沒有影響，但如果從生命誕生和演化的全過程來看待月球對地球上生物體的影響，那就不能忽略了。**月球的繞地球運動，導致了地球上江河湖海的週期性潮汐現象，而這種潮汐現象存在著月節律和七日節律。地球上的生命誕生於海洋，而生命體內的水又占了絕大比例，所以這種由月相變化而導致潮汐節律的資訊，也必然會「遺傳」給地球上所有的生物和人類。於是所有生物的生理活動和病理變化也就被月節律和七日節律打上了深深的烙印。不過，這個節律是鑲嵌在遺傳基因裡的，它的開始時間，是從這個事件啟動那一時刻開始計算的。比如孵小雞，是從雞蛋放到孵卵箱的那一天開始計算；女性月經，是從初潮那一天開始計算的，如果她的月經週期已經穩定的話。所以表面看起來，月節律、七日節律和月相變化根本不同步，這是事實，但之所以有這樣的時間節律，和月球繞地球運動及月相變化對地球上水的影響是分不開的。如果朔望月的週期不是二十九天多一點，而是四十天，我相信女性的月經週期也會圍繞四十天上下浮動，而七日節律也會變成**十日節律**。

如果說生物生理和病理活動的晝夜節律、四季節律及年節律與地球的自轉和公轉有關，是地球的自轉和公轉為生命打上了時間節律的烙印，那麼月節律和七日節律形成的機制是什麼呢？

我認為，它們應當與月球的繞地球運動及月相的朔望變化週期有關。由於月相有朔（黑月）、上弦（初七或初八）、望（滿月）、下弦（二十三或二十四）四個階段的變化，於是就造成了地面上江河湖海的水每個月有四次強大的天文潮汐現象。一個朔望月就是從黑月到下一次的黑月，或者從滿月到下一次的滿月，時間是二十九天，把二十九天多分成四個階段，每個階段就是七天多一點，因此，七日節律有的時候又可以是八天。這就意味著在二十九天多一點的月節律中，存在著四個陰陽盛衰消長的節律變化，這就導致了地球上的生物體在生理活動和病理變化的過程中，也出現了月節律和七日節律。

周代初年的紀日法，就是按月亮盈虧來計算的，把每月分成四期，每期為七日，有時候因為大小月的關係，也有八日為一期的。也就是說，月節律和月球繞地球運動一周有關，七日節律就是朔望月月節律的四分之一。地球的自轉和公轉，使人體的生理、病理活動出現了晝夜節律、四季節律和年節律；月球的繞地球運動，使人體的生理、病理活動出現了月節律和七日節律。所以大自然的時間節律，控制著人體內生理功能和病理變化的時間節律，這就是「天人相應」的實際體現。

現代養生教材對養生的界定是，**養生是人類依據自然規律和生命規律，採取多種手段養護生命、保養健康，以達到健康長壽目的的綜合活動。**

時間節律中有哪些養生方法

我們知道了我們生理、病理的時間節律，既是自然規律，又是生命規律，那麼我們應當從中找到哪些養生方法呢？

- **日出而作，日落而息**

太陽的東升西落，鑄就了大自然和一切生命的晝夜節律，如果你能過著日出而作、日落而息的生活，就是遵循自然規律和生命規律，就能把自調機能的損耗

降低到最低限度。

北京圓明園的湖面上，種著一些王蓮，王蓮葉片的直徑足有兩三公尺，漂浮在水面上，葉子的周邊捲起來，很像農村的大圓笸籮，上面坐一個小孩子都不會下沉。夏天，我看到它的花蕾一天天長大，總想看看它開花是什麼樣子，可是每天去，花都不開。後來，園林師傅告訴我，王蓮是傍晚開花、早晨閉合，花開的時候香氣四溢，花朵直徑有三四十公分，一朵花能開放三四個晚上。這就是王蓮的生命規律，是王蓮在千年萬年的生長進化過程中，適應和順應大自然的晝夜交替規律，而造就了自己的花朵夜開晝合的生命規律。當然，不同的花卉開放時間是不同的，有早晨開的，有上午開的，等等。如果現在要違背這個規律，一定要使王蓮晝開夜合，就只能把它種到巨大的溫室、暖棚裡，白天遮光降溫，夜間開燈升溫，模擬與自然界相顛倒的晝夜，也就是不讓王蓮得大自然的天時，得大自然的地利。這不僅需要人為地付出能源的巨大損耗，也需要王蓮本身十分費力地進行倒時差的調節，這顯然要耗損王蓮的自調機能。

通過這樣一個比喻，我們就可以想到，**如果不是出於工作需要而過著白天睡覺、夜間瘋玩、晝夜顛倒的生活，肯定會對我們的自調機能造成很大的損耗，這顯然不利於健康。**

●下午和晚上莫飲茶

有人喜歡在下午和晚上找人聊天並且飲茶，這利於健康嗎？

民間早就有「早酒晚茶五更色，勸君千萬來不得」、「早酒晚茶五更花，閻王把你雙手拉」等警示。早晨肝胃的功能還不活躍，如果飲酒，進入體內的酒精不能及時分解，就會對肝胃造成一定的損害；而下午和晚上飲茶，茶有興奮作用，會使大腦興奮，難以入睡，即使勉強入睡，也是亂夢顛倒，睡不安穩；至於五更清晨如果有性生活，事後要起床上班，已經沒有時間充分休息了，這對體力的恢復是不利的。

●跟著四季過生活

春氣溫和、夏氣暑熱、秋氣清涼、冬氣凜冽的四季規律，給地球上所有的生命打上了深深的烙印。一切生物按照自然規律生長收藏，就能應天時、得地利，順利完成生命的輪迴。假如你一定要種出逆天時、反季節的蔬菜和瓜果，在現代科技條件下是可以做到的，在溫室裡人工模擬四季的氣候，就可以種出反季節的果蔬，可是結果種出的菜沒菜味，瓜沒瓜味，果沒果味。人力和能源付出了巨大的代價，植物本身也要付出調節的代價。

在自然界，如果一棵植物違逆自然規律，一定要冬天發芽生長，等待它的就是死亡。如果一個人在夏季把空調溫度調得很低，在冬季把暖氣溫度調得很高，違逆冬寒夏熱的自然規律，也必然會對健康不利。

像這些違逆自然規律的習慣和做法，十分有害健康，《黃帝內經》裡早就提出過警告。《素問．四氣調神論》裡說：「夫四時陰陽者，萬物之根本也，所以聖人春夏養陽，秋冬養陰，以從其根，故與萬物沉浮於生長之門，逆其根，則伐其本，壞其真矣。故陰陽四時者，萬物之終始也，死生之本也，逆之則災害生，從之則苛疾不起，是謂得道。道者，聖人行之，愚者佩（通『悖』，背也）之。從陰陽則生，逆之則死；從之則治，逆之則亂。」

四時陰陽，陰陽四時，就是四季陰陽的消長變化，或者說是陰陽的四季消長變化，是萬物產生和滅亡的本源。**高明的人，應當春夏養陽、秋冬養陰，順應化育生命的根本規律**，這樣就能夠和地球上的萬物一樣生長沉浮。順應陰陽四季的消長變化，生理功能就會正常，就能健康；違逆陰陽四季的消長變化，生理功能就會紊亂，就會患病以致夭亡。

那麼陰陽是什麼？我們如何根據陰陽的消長變化來養生呢？這裡的「四時陰陽、春夏養陽、秋冬養陰」究竟是指什麼呢？請看下一章。

第六章

人生有形，不離陰陽

陰陽的存在，是萬事萬物形成和存在的根源和基本條件。
中醫所說的陰陽是什麼？
什麼是人體的陽氣和陰氣？
人的體質有陰陽之分，如何辨別自己的體質？
如何辨別食物和藥物的陰陽屬性？如何根據體質對證調養？
調理身體的陰陽需要把握合適的程度？如何把握？

陰陽失調的更年期症狀

寒假剛放假一周，中醫專業一年級的小宋同學就從山東家鄉返回了北京，到門診來找我。

我說：「學校剛放假，你怎麼就回來了？」

她說：「老師呀，我沒有辦法在家待著，我媽媽好像變了一個人，天天和我們吵架，把爸爸氣得也不回家了，住公司宿舍，我也不能安心看書和休息。」

我說：「你有沒有帶她到醫院看看呀？」

她說：「去過好幾家醫院，去過不同的科，醫生的診斷都不一樣，有的說是躁狂抑鬱症的躁狂發作，有的說是圍絕經期綜合症（更年期綜合症），有的說是風濕性關節炎，有的說可能是類風濕，有的說是退化性關節炎病，還有的說是高血壓病、神經官能症，甚至有醫生說不排除乾燥綜合症的可能，老師可不可以給我媽媽開一個方子？」

我說：「你知道，看病需要望聞問切，你們當地的醫生親自看病人，不同的科，不同的醫生，診斷結果都不一樣，我憑你這樣一說，怎麼就可以草率地開方子呢？

你把她接到北京，我看看再說吧。」

過了幾天，小宋帶她媽媽來到門診。這是一位五十一歲的女士，操著濃重的膠東口音。她說，半年多來，脾氣變得格外糟糕，心煩急躁到不能控制，看誰都不順眼，總想和人吵架。胸口和臉上常常莫名其妙地突然一陣烘熱，好像有一股熱氣往上衝一樣，頭腦發脹，滿臉通紅，隨後就是一身大汗，像這樣的情況，每天要發作十多次。出汗以後，又怕風又怕冷。衣服穿多了熱，穿少了冷。活了大半輩子，竟然不會穿衣服了，不知道該怎麼穿衣服合適。血壓有時突然就高了，頭痛腦脹得受不了，吃一片降壓藥突然又低了，暈得走不了路。全身關節痠痛，尤其是早晨起來，手指關節脹痛僵硬，都不能把拳頭握起來，活動活動才能好起來，雙膝關節疼痛，不敢上下樓梯。我問她的月經情況怎麼樣，她說已經亂了快一年，近三個月沒有再來過。一晚一晚睡不著覺，越睡不著越煩，越煩越睡不著。還有就是口乾舌燥、鼻乾眼澀，所以有的醫生懷疑她是乾燥綜合症。我看病人面色發紅，舌質紅，舌苔薄白，脈細弦稍快，但重按沒有多少力量。

我對小宋說：「看來你媽媽的所有症狀表現，都可以用圍絕經期綜合症解釋。「圍絕經期綜合症，也就是人們過去通常所說的更年期綜合症，圍繞著絕經期的前後，由於體內的陰陽失調，就出現了一系列的症狀。女性在五十歲前後，正是由具有生育能力的年齡階段，過渡、轉變、變更為沒有生育能力的年齡階段，所以就叫圍絕經期。從中醫的角度來看，這是隨著年齡的增長，腎中的陰陽平衡失調的緣故，當然這裡所說的腎，是指中醫說的主管生長發育和生殖功能的腎，不是指現代解剖學上的腎。「老師，根據您的判斷，是腎陰虛呢還是腎陽虛？」小宋問。我說：「是腎陰陽兩虛，又有虛陽上亢。由於有腎陰虛，相對來說就不能資助和制約陽氣，就導致了虛陽上亢。陽有餘便是火，虛陽上亢，虛熱上擾，就出現了心胸和面部烘熱、熱氣上沖、心煩失眠、情緒不穩、頭昏腦脹、血壓升高等症狀。亢奮的虛陽逼迫津液外越，就是汗出，出汗之後使熱量得以外散，本來真陽已經不足，汗出又消耗了陽氣和熱能，所以隨後就出現了怕風怕冷。至於關節痠痛也是由腎中陰陽兩虛、關節失溫失養造成的。」

於是我用了大量的補腎陰藥物，在這個基礎上，加了清虛熱、瀉虛火的知母、黃柏，助腎陽的巴戟天、仙靈脾、菟絲子。為了提高補腎陰的效果，又加了一味補肺陰的麥冬。這是根據五行相生關係中**「虛則補其母」**的原則來用的，在五行分類中，腎屬水，肺屬金，金生水，於是肺為腎之母。當腎陰虛的時候，在補腎陰的基礎上，適當加用補肺陰的藥物，就可以提高補腎陰的效果。

小宋問我說：「老師，您這樣解釋媽媽的病證，這樣用藥，其他所有的症狀就能緩解嗎？需要不需要加降血壓的平肝降火藥、治療關節痛的祛風濕藥、調節睡眠的安神藥？」

我說：「病證的根源是陰陽失調，把陰陽調好了，一切症狀就都迎刃而解了。不過實踐是檢驗真理的標準，究竟是不是有效，這個方子先用兩個星期看看再說。「兩個星期後複診，大多數症狀都減輕了一大半，服藥一個月，所有的症狀都消失了。」

在這個病例中提到陰陽失調的問題，也提到了五行和五行相生的問題，我前文中提到了《黃帝內經》裡說的「從陰陽則生，逆之則死」，那麼陰陽究竟是什麼，陰陽為什麼對健康這麼重要？

陰陽是萬事萬物形成和存在的基本條件

對於陰陽，有很多人認為，陰陽屬於中國古代哲學的範疇，中醫是古代醫生將臨床治療經驗和中國古代哲學陰陽五行學說相結合的產物。當然也有的人認為，陰陽包括五行在內都是迷信的，是應當淘汰的東西。

其實中醫的陰陽五行學說，原本來自古人對自然現象的觀察和對化育生命基本條件的認識。原始人類，沒有書本知識可以學習，更沒有現代的科技手段，只是依靠大自然所賦予人類的眼、耳、鼻、舌、身等各種感官，去觀察自然、瞭解自然；用自己的頭腦（這叫「意」）去尋找規律，思考人與自然的關係。眼、耳、鼻、舌、身、意，就是古人的科學研究工具。他們運用的研究方法，就是我們多次說過的「仰觀天文，俯察地理，中知人事」。

「仰觀天文」，天空有太陽，太陽有光和熱的輻射。「俯察地理」，地面有晝夜和四季。白天是明亮的、溫暖的，這就叫陽；夜間是黑暗的、寒冷的，這就叫陰。春夏日照時間漸長，氣溫漸升，為陽；秋冬日照時間漸短，氣溫漸降，為陰。於是大自然就有了陰陽之分。

當人類可以造字的時候，就用高山有

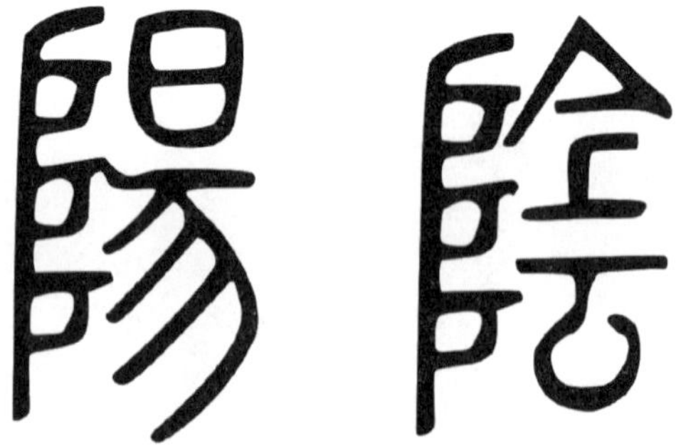

《說文解字》中的「陽」和「陰」

陽光的一面代表陽，用高山背陽光的一面代表陰。東漢許慎的《說文解字》裡說：「陽，高明也。陰，暗也，水之南山之北也。」

不僅僅是古代醫學家這樣認識，中國的儒家也是這樣來認識陰陽的。儒家代表人物之一，西漢的大儒董仲舒在《春秋繁露》裡說：「天地之氣，合而為一，分為陰陽，判為四時。」天氣就是太陽光和熱的輻射，地氣就是地球的自轉和公轉。當然在董仲舒那個時代，人們並不知道地球是在自轉和繞太陽公轉，這是我今天做的解釋。那個時候，整個世界採用的都是地心說，認為大地是宇宙的中心，日月星辰都在圍繞著大地運動。但這樣的認識並不影響人們對地面上晝夜和四季變化的觀察。太陽光和熱的輻射與地球的運動，兩個因素相結合，這就叫「天地之氣，合而為一」。於是地面上就有了晝夜和春、夏、秋、冬四季之分，也就有了陰陽和五行的分別。

地球到太陽的距離不遠不近，太陽又發著相對穩定的光和熱，於是使地面上的陽氣不亢不烈，陰氣不冰不寒，陰陽二氣此消彼長、此進彼退，協調穩定地交互運動變化。在這樣的生態條件下，經過幾十億年的演化，化育了萬紫千紅的生命世界。所以《素問．生氣通天論》裡說：「生之本，本於陰陽。」也就是說，陰陽是化育生命的本源，是化育生命的基本條件。可能有人會問我，你這麼說，和現代自然科學家的認識距離太遠了吧？

我們看看美國宇航局認定的在地球之外尋找人類宜居行星的基本條件，或者說可能化育生命的基本條件是什麼：①與母星（當然是指恒星）保持適當距離的行星。②由堅固岩石或其他固體組成的行星（而不是巨大的氣體行星）。以上條件提示，這個星球必須有陰陽二氣的消長變化。③表面溫度介於攝氏負十七度至正九十三度。④表面存在液態水。這又在提示，這個星球的陽氣需要不亢不烈，不能超過攝氏九十三度，如果溫度太高，陽氣太盛，水都蒸發了，就沒有了液態水了。陰氣需要不冰不寒，不能低於攝氏負十七度，如果溫度太低，陰氣太盛，液態水全部結成了冰。

可見，在地球之外尋找生命或者人類宜居的星球，首先是尋找陽氣不亢不烈、陰氣不冰不寒的，陰陽二氣消長進退、協調穩定、交替變化的生態環境，只不過現代自然科學家沒有用陰陽這樣的詞彙表述罷了。於是我們就可以得出結論，**中醫所講的陰陽，原本不是哲學，更不是迷信，而討論的是大自然化育生命的基本條件，沒有陰陽的不亢不烈、不冰不寒、協調穩定變化，就沒有生命的化生。**

因此，《素問．陰陽應象大論》裡說：「陰陽者，天地之道也，萬物之綱紀，變化之父母，生殺之本始，神明之府也。」意思是說，陰陽是天地大自然的規律。「道」，是規律的意思。「綱」，是漁網的總繩子，抓住它就可以撒開或收起整個漁網；「紀」，是蠶繭的絲頭，抓住它就可以把整個蠶繭的絲全部抽出來——

所以用綱紀代表事物的關鍵，陰陽是萬事萬物化生的總綱領、總關鍵。「變化之父母，生殺之本始」，是說陰陽是一切事物產生、發展、變化、消亡的本源。「神明之府」，是說陰陽是地球上無窮無盡的、神秘莫測的各種事物產生的根源。也就是說，如果沒有陰陽的平衡協調的交替運動，就沒有生命的誕生。

毫無疑問，地球上所有的生命都被打上了陰陽的烙印。換句話說，**陰陽就是大自然賦予地球生命的「遺傳密碼」，這正像《素問・寶命全形論》中所說的「人生有形，不離陰陽」**。

我們伸出手來看看，手心手背都是肉，可是顏色不同、結構不同，要我說，這就是陰陽打上的烙印。我們的任何一項生理活動，比如肌肉的收縮和舒張、細胞的同化和異化、肺的呼和吸、心臟的收縮和舒張、精神狀態的興奮和抑制、覺醒和睡眠……都存在著既相對立又相協同的兩個方面，都可以看成是陰陽打上的烙印。植物的葉子也存在著陰陽兩面。所以陰陽無處不有，陰陽無處不在。

於是中醫用陰陽來解釋萬物的生成，解釋人體的生理活動和病理變化，解釋食物和藥物的寒、熱、溫、涼、升、降、浮、沉等陰陽屬性，也就順理成章了。《黃帝內經》已經把陰陽從太陽的向背和溫度的高低這樣一個直觀的簡單的概念，昇華到陰陽無處不有、陰陽無處不在。**陰陽的存在，是萬事萬物形成和存在的根源和基本條件。**

所以我的結論是，**中醫的陰陽學說，也包括五行學說，原本是古代人類運用自身的眼、耳、鼻、舌、身、意觀察自然現象、總結自然規律、探索生命化生的基本條件以至生命起源，所得出的自然科學結論，屬於古代自然科學的範疇。**

治病必須從調理陰陽入手

既然大自然有了陰陽，才有了萬紫千紅的生命世界，所以**一切事物都可以分陰陽。**

怎麼分？是隨機地分還是有規定性地分？

《黃帝內經》中所說的陰陽特性，是有規定的，其特性是什麼呢？《素問・陰陽應象大論》裡說：「水火者，陰陽之徵兆也。」你想知道陰陽的特性各是什麼嗎？你看看水，看看火，知道了水和火的特性，就知道了陰陽的特性。**於是我們就可以得出結論：凡是明亮的、溫暖的、躁動的、向上的、積極的，就屬於陽；凡是黑暗的、寒冷的、寧靜的、向下的、消極的，就屬於陰。**

因此，《黃帝內經》進一步總結為「陰靜陽躁」。可見陰陽的劃分是有規定性的，而不是隨機的。不能把陰說成陽，也不能把陽說成陰。對事物劃分陰陽，也是有條件的。在小說《紅樓夢》裡，史湘雲給她的丫鬟講陰陽，講了半天，丫鬟說：「小姐我懂了，小姐屬陽，我屬陰。」丫鬟懂了嗎？沒全懂，小姐和小姐的先生可以分陰陽，丫鬟和她的男朋友可以分陰陽，但丫鬟不能和小姐分陰陽，因為她們不在同一個級別。

劃分陰陽，必須是同一層次或者同一級別的兩個相互關聯的事物，或者是一個事物的兩個方面。不是同一級別，或者沒有關聯的兩個事物，就不能劃分陰陽。一隻公狗和一隻母雞，就不能劃分誰是陰，誰是陽。

天地有陰陽，人類是天地化生的，天人相應，所以人也就有了陰陽。簡單來說，**中醫把人體內具有溫暖作用的、可以提供熱能和動力的細微物質，叫陽氣；把具有滋潤作用的、可以提供物質基礎和營養的細微物質叫陰氣。每個臟腑都有陰陽二氣，心有心陰和心陽，腎有腎陰和腎陽，脾有脾陰和脾陽等。**

大自然的陰陽不亢不烈、不冰不寒、平衡協調，是化育生命的基本條件，**人體陰陽的不亢不烈、不冰不寒、平衡協調，就是健康的保證。**所以《黃帝內經》裡說「陰平陽秘，精神乃治」，就是說陰陽平衡協調，人的身體和精神就健康。當然這裡所說的平衡協調，都是在動態變化之中總體上達到平衡協調的。

自然界陰陽二氣的失調，就會給地球上的生命帶來重大的災難。比如大約六千五百萬年前，一顆直徑接近一萬公尺的小行星撞擊了地球，劇烈的爆炸引起了全球森林大火，使地面上的溫度迅速升高，出現了陽盛陰衰的局面，導致了大批動植物死亡。隨後爆炸和燃燒騰起的煙塵，彌漫了整個大氣層，使陽光長期照射不到地面，地面溫度迅速下降，又出現了陰盛陽衰的局面，使那些在火災中倖存下來的植物和大批動物最終死亡。在這場陰陽失調的背景下，統治了地球一億三千多萬年的恐龍，徹底告別了地球。

人體陰陽二氣失調，就會形成疾病。所以《黃帝內經》裡說：「陰陽乖戾，疾病乃起。」乖戾就是失調，就是相背離，從而產生疾病。既然如此，《黃帝內經》得出的結論就是「治病必求於本」。「本」是什麼？《黃帝內經》裡說**「生之本，本於陰陽」，治病必須從調理陰陽入手。因此，健康和陰陽就有著密切的關係。**

我們開頭提到小宋的媽媽，就是腎中具有滋潤作用的陰性物質不足了，於是就出現口乾舌燥、鼻乾眼澀。陰不足，不能制約陽氣，和陰相比，陽氣相對亢奮，陽有餘便是火，於是虛陽時而上亢，就出現了陣發性的烘熱和熱氣上衝，還有心煩急躁、情緒不穩、頭昏腦脹、血壓升高等一系列的症狀。出現怕風怕冷，就是具有溫暖功能的真陽不足了。顯然是陰陽失調導致了疾病的發生，治療就要用調整陰陽的方法。

用藥物、食物調理陰陽，辨別其屬性是前提

調理陰陽可以用藥物也可以用食物，這就涉及食物和藥物的陰陽屬性的問題。食物和藥物的陰陽屬性，當然是人類在長期的食用或者藥用過程中，依靠實踐檢驗、體會得出來的結論，而不是在實驗室裡靠分析成分的方法得出來的結論。其實在很多情況下，看一看某種植物的生態環境，也大體可以推測出它的陰陽屬性。

有人認為在炎熱的地方或者季節生長的東西，就是熱性的、陽性的；在寒冷的地方或季節生長的東西就是寒性的、陰性的。

其實在大多數情況下，並不是這樣。有一年夏天，北京的天氣很熱，我和幾個朋友到北京南郊盛產西瓜的地方採摘西瓜，在路上我想：這麼熱的天，這麼強烈的陽光，西瓜一定是藏在瓜葉子的下面，由葉子撐著遮陽，否則它可能就被太陽曬得裂開了「肚皮」。等到了地裡一看，並不是我想像的那樣，西瓜大，葉子小，葉子根本就遮不住西瓜，一個個大西瓜，就「敞胸露懷」地在陽光的直射下茁壯成長。我暗暗說，大西瓜呀大西瓜，你可真了不起，你在陽光的暴曬下長大，從而練就了你的抗熱、消暑、生津、養陰的陰性體質，沒有這個陰性體質，你就

達不到內外的陰陽平衡，你就抵抗不了這麼強烈的陽光暴曬。所以當我們人體陽熱盛而津液不足的時候，拿西瓜來吃，就可以達到清熱解暑抗熱、養陰生津止渴的效果。於是中醫就把西瓜叫作天然白虎湯。白虎湯就是治療高熱、汗出、口渴，具有清熱生津作用的著名方劑。在炎熱的夏季，人體陽氣偏亢，吃些像西瓜這樣的陰性食物，可以協調體內的陰陽，吃飽了都不會發生健康的問題。可是在寒冷的冬季，人體的陽氣內藏而且偏虛，大量吃陰性的西瓜，不少人就會出現胃痛或者拉肚子。於是養生家就告訴人們，少吃或者不吃反時令食物。**大自然在什麼季節化生了什麼樣的食物和果蔬，對人類來說，就是最健康的食物和果蔬。**

由此我們推測，長在潮濕的地方、沼澤或水裡的植物，大多有抗水作用，如果它不抗水，就會腐爛。人類吃它，就可能有利尿效果。農村有「吃稻米尿多，燒稻草灰多」的說法，這是因為水稻長在水田裡，有很好的抗水作用，人如果吃稻米太多，就會有明顯的利尿效果。幾乎所有的有利尿作用的中藥，都是長在水中或者潮濕的地方的，為了達到和環境陰陽平衡，它們就有了抗水和抗潮濕的素質。

向陽的山坡上生長的植物能抗熱，就應當是涼性的、陰性的。如黃芩長在陽坡上，就是寒性的，可以清熱的。在四千公尺雪線以上生長的雪蓮花，有很好的耐寒能力，應當是熱性的、陽性的，對人來說就有補陽的效果。在高原氧氣稀薄的地方生長的紅景天，就有抗缺氧的能力，我們人類服用它，就可以提高缺氧狀態下的耐受力，可以抗高原反應。在終年不見太陽的陰暗、潮濕、寒冷的深山溝裡生長的烏頭，它的側根叫附子，環境練就了其抗寒、抗潮濕的能力，是熱性的、陽性的，這樣才能夠保持內外陰陽的平衡。當我們人類陽虛、濕盛、寒凝的時候，服用它可以起到助陽散寒、祛濕止痛的作用。當然烏頭和附子都是有毒的，怎麼用、用多少，一定要聽醫生的，不能擅自服用。

螞蟻在陰暗潮濕的地下洞穴裡生活，而不得風濕性和類風濕關節炎，人們就會意識到，它們有抗風寒濕的功效，是陽性的，所以就用螞蟻制劑來治療風濕性、類風濕關節炎，獲得了較好的療效。有一些水鳥，長期在沼澤地帶生活覓食，儘管它們已經有一定的抗水濕、抗潮濕的能力，但仍然有一部分體質較弱的水鳥會得關節炎。得了關節炎的水鳥，不可能飛到人類的醫院找醫生來看病，它會本能地飛到螞蟻窩的洞口，用翅膀打擊螞蟻，然後躺在地上，張開全身的羽毛，它在等待什麼呢？等待著被激怒的螞蟻蜂擁而上，爬到自己的身上，鑽到自己的羽毛根部，狠命地叮咬自己，就得到了一次免費的蟻酸注射，使自己的關節疼痛得到緩解。大自然的種種造化，實在是神奇至極！

當然，**決定一種植物或者動物的食用或者藥用功效和陰陽屬性的，和它本身的品種關係密切。**有些動物的陰陽屬性，也有很特別的時候，比如經常在水上游的鴨子偏於寒性、陰性，有養陰作用，是因為多得水中陰氣的培育。只能在陸地上跑的雞偏於溫性、陽性，是因為多得天陽之氣的溫養。這又是一種相反的思路，所以也不能一概而論。

辨清體質，找對調理方法並不難

人的體質，也有陰陽之分，**如果具有容易興奮、怕熱、多動、外向等傾向的，就可以叫陽性體質**。陽性體質的人，得病容易從陽化熱，而出現陽證、熱證。有的孩子，一感冒扁桃體就發炎，咽喉腫痛，發熱不退，這就是陽性體質。這樣的人平時如何調整自己呢？就應當抑陽助陰，適當食用一些偏於陰性、涼性的食物，使體質逐漸趨於陰陽協調平衡。

如果具有沉靜、怕冷、懶動、內向等傾向的，就可以叫陰性體質。這樣體質的人，得病容易從陰化寒，而出現陰證、寒證。有的孩子一得感冒，就怕冷，就出現肚子疼，拉肚子，這就是陰性體質。所以平時要適當吃一些偏於陽性、熱性的食物，使體質趨向於陰陽協調平衡。

哪些食物或果蔬屬於陰性或是陽性，我們現在大可不必費事去考察它成熟的季節和生態的環境，只要查閱書上的記載或者網上的資料就可以了。舉些例子：屬陰性、涼性的食物有馬齒莧、蒲公英、苦菜、白菜、黃花菜、空心菜、西瓜、苦瓜、黃瓜、紫菜、海帶、芋頭、豆腐、綠豆、綠豆芽、木耳、西洋梨、香蕉、柳丁、楊桃、百合、柚子、芒果、奇異果、金橘、羅漢果、甘蔗、生菱角、荸薺、銀耳、蕎麥、青稞、鴨肉、鴨蛋、兔肉、河蟹、田螺、蛤蚌、綠茶等。

偏溫熱的、屬於陽性的食物，有扁豆、芥菜、香菜、辣椒、韭菜、蒜苗、大蒜、大蔥、洋蔥、生薑、小茴香、高粱、糯米、栗子、杏、大棗、荔枝、龍眼、桃、楊梅、櫻桃、核桃、葵花子、荔枝乾、桂圓、羊肉、黃鱔、蝦、酒、紅糖、飴糖、芥末、茴香、花椒、胡椒、桂花、紅茶、咖啡等。

如果一個人經常怕冷，抗寒能力很差，那就是**陽氣虛**，溫煦功能下降。伴有心慌、心跳的是**心陽虛**，伴有腰膝痠軟、性欲低下的是**腎陽虛**，伴有腹脹、便溏的是**脾陽虛**。如果一個人口鼻乾燥、五心煩熱、尿少便乾，那就是**陰氣、陰液不足**，濡潤功能下降。伴有心慌、心跳的是心陰虛，伴有腰膝痠軟的是腎陰虛，伴有乾咳、氣喘的是**肺陰虛**。這就需要找醫生用偏性更明顯的藥物來調理了。陰陽平衡協調了，健康就恢復正常了。

調理陰陽要適可而止，避免新的失衡

但是，**用陰性或者陽性的藥物來糾正陰陽失衡的病證的時候，也要適可而止，用得過頭了也會引發新的陰陽失衡**。比如陰寒的、寒涼的藥用得太過頭了，會損傷人的陽氣。用《黃帝內經》裡的話說，這可以叫「陰勝則陽病」、「陰勝則寒」。

一個小夥子，得了細菌性痢疾，裡急後重，腹中疼痛，大便膿血，發熱，這顯然是熱證、陽證，我給他用了清利大腸濕熱的方藥，這是一個寒涼的陰性的方子。

這個小夥子吃藥後，一天退熱，三天就不拉肚子了，服完五劑藥，基本好了。可是他想：「我一定不要留下病根。」接著又吃了五天。沒想到吃了十天又開始拉肚子了，他想：「怎麼又拉了，是不是又復發了？」於是繼續吃。越吃拉得越厲害，他來找我複診。我說：「給你開了幾服藥啊？」「五服啊」。「你吃了幾服？」他說吃了十三服了。「誰讓你吃十三服的？過頭了，傷了脾胃的陽氣了。」這個小夥子因為過多服用了苦寒的藥，傷了脾陽，後來只要吃涼的東西就拉，用溫熱的藥補脾胃，才逐漸好起來。這就是「陰勝則陽病」、「陰勝則寒」。

陽熱的藥物用得太過頭了，會損傷人體的陰液。在《黃帝內經》裡叫「陽勝則陰病」、「陽勝則熱」。一女士從腰以下到雙腿和雙腳，就像坐在涼水盆一樣涼，天氣已經很熱了，她還穿著保暖褲、高筒靴，腰痛腿痠，清稀的白帶特別多，時時要換護墊。舌淡，苔白，伸出舌頭就要滴水，這是腎陽虛，不能制水，寒濕下注的表現。我給她用了《傷寒論》裡的真武湯，附子、炒白芍、生薑、茯苓、炒白朮可溫陽利水。吃藥一個星期，腰以下逐漸暖和了，白帶逐漸少了，她覺得有效，沒有找我複診，又繼續接著吃，吃了兩個星期，覺得晚上有點睡不著覺，口乾舌燥，然後她就多喝水。第三個星期，她還覺得這個病一定要除根，還繼續吃。一天，她先生到門診找我說：「你給我家太太吃的什麼藥啊？這些日子她天天和我吵架，沒有理由地和我吵架。」我說給她的藥不就開了一個星期嗎？他說她已經吃到第三個星期了。陽熱的藥用得過頭了傷陰，傷陰以後虛火就會上炎，上炎以後她就心煩急躁，煩躁易怒，睡不著覺，心煩就和老公吵架。這就是「陽勝則陰病」、「陽勝則熱」。

所以**用藥一定要遵照醫生的囑咐，不能擅自主張，自以爲是。否則矯枉過正，反而危害健康，導致了新的陰陽失調。**

其實飲食也是這樣。現在到飯店吃飯，許多人上來就要一杯菊花茶，在南方更流行涼茶，這些東西在夏季喝，有清熱解暑、平衡陰陽的好作用，如果是在寒冷的冬季喝，那就要無端地消耗自己的陽氣了，反而有害。而陰性體質、陽氣不足的人，更不能喝這些東西，喝這些東西就等於雪上加霜。

更奇怪的是，有少數老年人咽喉乾痛，口腔潰瘍反覆發作，認為自己是熱性體質、陽性體質，於是老是變著方法地給自己敗火，總喝一些祛火的涼茶，結果越喝火越大，這是為什麼？這是因為**老年人其實是陰陽兩虛**，於是出現了陰虛火旺，而不是實火，就像我們開頭提到的小宋的媽媽，那種烘熱、心煩，是因為陰虛才相對的陽氣亢奮，如果過多地用清熱瀉火的藥，反而更傷陽氣。陽氣不足，就不能化生陰液，因為**陰液的化生，是依靠陽氣做動力的，這叫「陰陽互根互化」**。於是陰液更虛、虛陽更亢、虛火更盛，這就是越喝清熱敗火的藥，越是上火的道理所在。可見陰陽的平衡協調是一個比較複雜的問題。

其實任何事物都是由簡單到複雜而發展的。陰陽原本是簡單的陽光的向背和溫度高低的變化，這是化育生命的基本條件，化育生命的本源，但是一旦形成了生命，生命活動就極其複雜了。這就像《素問．陰陽離合論》中所說：**「陰陽者，數之可十，推之可百，數之可千，推之可萬，萬之大不可勝數，然其要一也。」**

中醫的陰陽五行學說，原本屬於研究自然規律和生命規律的古代自然科學範疇，後來人們把它和社會知識以及思維知識結合起來，就形成了一種看待問題的方法論和世界觀，把它上升到了哲學的地位。哲學家們把陰陽五行說成是古代哲學，是可以理解的，因為自然規律中確實富含著深刻的哲理，比如現代人根據《黃帝內經》的描述，把陰陽學說內容總結為，**陰陽是對立統一的、無限可分的、消長進退的、動態平衡的、相互吸納的、互根互化的。**

但我認為中醫本身不應當說自己起源於哲學。儘管哲學是科學中最高層次的，有哲人說，任何現代自然科學家都逃脫不了哲學的支配。但是我仍然建議實事求是，不高攀。讓中醫回歸到自然科學領域，揭示陰陽五行講的是自然規律和生命規律，這才是中醫的本來面目。

我以前說過，養生是人們遵循自然規律和生命規律，採取多種手段養護生命、保護健康的綜合活動。而陰陽和五行既是自然規律，又是生命規律。各位關心健康的朋友，要瞭解健康和養生，就需要瞭解中醫陰陽和五行的一些常識以及與健康的關係。陰陽和健康的關係就談到這裡，五行又是怎麼回事呢？五行和健康又有什麼關係呢？請看下一章。

第七章

知五行本義，得健康真諦

到底什麼是五行？
為什麼那麼多人把五行與五材弄混淆？
氣的運動有幾種趨向？五行分別代表了哪種趨向？
古人是按什麼方法和思路歸類五行的？
這對我們認識健康有什麼用？
我們應該如何根據五行的本義來保養我們的身體？

什麼是五行

二〇〇九年初春的一個傍晚，門診來了個女孩看病，陪著來的是她媽媽。女孩二十五歲，看上去兩目呆滯、愁容滿面、言語遲鈍、動作遲緩。我心中立即就有了診斷的方向，這應當是躁狂抑鬱症的抑鬱狀態。

我問：「你這種狀態有多長時間了？」她媽媽說：「三年了，不過總是春天犯，夏天過了就好了，就能正常工作了，冬天也還可以。現在春天來了，她的病又復發了。」我說：「你早晨賴床嗎？」女孩點點頭，慢慢地說：「早晨對我來說是最痛苦的時候，每當早晨醒來，心情就十分鬱悶，全身重度疲勞，賴床難起，腦子就像一團糨糊，思維遲鈍，胃腸呆滯，什麼都不想吃。心理和身體的痛苦，使我痛苦難耐，痛不欲生。可是一到下午三點以後，我的心情就好了一些，身體也輕鬆了，腦子也活躍起來，也可以看書了，甚至可以到實驗室做實驗、寫文章了。今天是晚上來您這裡看病，如果是早晨和上午，我根本就起不了床，也說不了這麼多話。我一直奇怪，為什麼會是這樣？三年了，都是春天犯，早晨重。過了夏天，過了中午，就慢慢地好起來了。」

這究竟是怎麼回事呢？為什麼她的抑鬱症總是春天復發，而復發的時候會有晨重夜輕的表現呢？要回答這個問題，我們還要從中醫的五行說起。當然在討論五行的時候，也還會涉及陰陽。提到五行，很多教科書都是這樣寫的：五行學說認為，宇宙是由木、火、土、金、水五種基本物質所構成的，宇宙間的一切事物都是由這五種物質的相雜和相合而化生的……它在中國思想史上，屬於樸素唯物論和辯證法範疇。

這種認識影響很廣。一個學生對我說，他們鄉下有一個醫生，在自己的診室裡佈置了五行。他在東牆上掛著一個木雕，代表東方木；西牆上掛著一個現代仿製的編鐘，代表西方金；靠北牆的長桌上放著一個大花桶，裡面放著半桶水，代表北方水；靠南牆的兩個窗戶之間，有一個火爐，代表南方火；診桌放在房間中央，診桌下面有一塊沒有鋪地板磚的地方，用黃土填緊實了，代表中央土，據說這黃土還是特意求人從陝西黃土高原上運來的。

一位中學老師也問過我，他的女兒找人算命，說命中缺水，糾正的辦法是在床下放一瓶水，打開蓋子，就可以解決問題。這兩個真實的故事，其實都出於**對五行的誤解，是把五行和五材混淆了起來，把五材當作五行了。**

在古代，五行和五材的概念是同時存在的，用的也都是木、火、土、金、水這五個字，但**根本不是同一個層面、同一個層次的東西。**

先說說五材。《左傳．襄公二十七年》中說：「天生五材，民並用之，廢一不可。」明確說這是人們可以應用的五種材料。用於幹什麼？《尚書大傳》中說：「水火者，百姓之所飲食也；金木者，百姓之所興作也；土者，萬物之所資生，是為人用。」水和火是人們用於做飯炒菜的，木材和金屬，是人們用於製作生產工具和蓋房子的材料和構件，廣博的土地是萬物所化生的地方。**這些都是可以被人們利用的東西、物質、材料，講的都是五材，根本就不是五行。**《黃帝內經》從來沒有說過，五材、五種物質相雜相合起來，就可以構成大自然和整個世界，就可以化育生命。

我們再來看看五行。五行學說是在漫長的歷史時期內逐漸形成的，在這個過程中，某些細節有不同的說法或不同的觀點是自然的、正常的，我今天不講五行學說形成的歷史過程，而是談談《黃帝內經》中的五行學說原本的意思究竟是什麼，這個學說和人的健康養生有什麼關係。

古人在表述問題的時候，用詞用字是非常嚴格的，五行用的是「行」字，而不是「材」字。東漢許慎的《說文解字》裡說：「行，人之步趨也。」就是人邁步往前走的意思。直到現在，現代漢語所說的行動、運行、人行道、步行街、自行車的「行」字，都是這個意思。

文以載道，所謂五行，是指自然界氣的五種運動趨向、運動狀態。西漢大儒董仲舒在《春秋繁露》裡說：「天地之氣，合而為一，分為陰陽，判為四時，列為五行。行者，行也，其行不同，故謂之五行。」意思說得十分明白，五行和陰陽一樣，都是揭示天地之氣變化運動的規律。天地之氣相合，地面上有了晝夜和四季，就有了陰和陽。有了晝夜和四季，於是也就有了五行。**「行」就是運行的意思，爲什麼叫「行」？因爲氣的運動趨向或者說是運行方式不同，所以叫「五行」**。一千八百多年前，班固等人寫的《白虎通．五行篇》裡也說：「言行者，欲言為天行氣之義也。」五行為什麼用「行」字呢？是為了代表天地之氣或大自然之氣的運動、運行這樣的含義。

《黃帝內經》裡把五行還叫作五氣、五運、五常，可是從來沒有用過「五材」這個詞。《素問．天元紀大論》裡說「五氣運行，各終期日」，是說氣的五種不同運動趨向，各自按照規定天數來主持自然界一切生物的生命活動。《素問．氣交變大論》裡說：「五運更治，上應天期。」是說氣的五種不同運動趨向，交替主持管理自然界一切生物的生命活動，用通俗的話來說就是輪流交替值班，值班的時間是上應天期的，也就是有固定天數的。這個天數是怎麼來的，各自值班多少天？我在以後會講到。

《素問．氣交變大論》裡說：「五氣傾移，太過不及。」如果氣的五種的運動趨向發生異常，這就叫傾移，可以有兩種情況：一是太過，太過頭了；二是不足，就是不夠正常水準。

可能有人會說，這裡用的五運、五氣都沒有直接說是木、火、土、金、水呀！請看《素問．六元正紀大論》裡的話：**「五常之氣，太過不及，金木水火土運行之數，寒暑燥濕風火臨禦之化，則天道可見。」**意思是說，五種常規的氣的運動趨向，發生異常的時候，可以是太過，也可以是不足。五常之氣是什麼呢？就是金、木、水、火、土交替運行的天數，造就了寒、暑、燥、濕、風不同氣候的降臨和變化，這都是天道，這都是大自然的規律。

這些話清清楚楚地告訴我們，**木、火、土、金、水五行，就是五氣、五運、五常，就是氣的運動趨向，根本不是五種物質、材料、元素。**

五行就是氣的五種運動趨向

氣的運動有幾種趨向？五行分別代表氣的什麼運動趨向？

《素問．六微旨大論》中說：「非出入，則無以生、長、壯、老、已；非升降，則無以生、長、化、收、藏。是以升降出入，無器不有。」它明確說明，**氣的運動趨向就是升、降、出、入四個趨向，或者說是四種狀態。但是如果升和降這兩個力相均衡，出和入這兩個力相均衡，這就是第五種狀態，也就是相對平穩的狀態。**而且它認為，任何事物都存在著氣的升降出入運動。由於大自然有了氣的升降出入運動，植物才有了生、長、化、收、藏的生命節律，動物才有了生、長、壯、老、已的生命過程。

《素問．陰陽應象大論》中卻是這樣說的：**「天有四時、五行，以生、長、收、藏，以生寒、暑、燥、濕、風。」**大自然有四季和五行，所以才導致了植物有了生長收藏的生命節律。

《素問．六微旨大論》裡說，氣的升降出入運動導致了生物的生長收藏節律；《素問．陰陽應象大論》裡說，五行的交替運行，導致了生物的生長收藏節律。我們可以毫不遲疑地說，五行就是氣的升降出入運動以及升降均衡和出入均衡的狀態。

如果大家還不放心，認為這些推理靠不住，因為這些文章不是一個人寫的，不能拿兩篇文章的兩句話進行聯繫和比較，那我們就來看看《素問．六元正紀大論》裡所說的話：「天地升降，不失其宜；五運宣行，勿乖其政。」這是一篇文章中連在一起的對仗的兩句話，「天地升降」和「五運宣行」對仗。「天地升降」

指天地之氣的升降出入運動，「五運宣行」指五運五行的交替運行。這兩者是一回事情，所以用了對仗的寫法。「不失其宜」和「勿乖其政」意思是一樣的，就是按規律交替主持大自然，而不能顛倒紊亂。

我們研究了《黃帝內經》中關於五行的論述後，可以得出結論：**五行學說中，木、火、土、金、水這五個字根本不是五種物質、材料或元素，而是氣的五種運動趨向。**「木」代表氣的生發疏泄運動，就是升降出入的「出」；「火」代表氣的上升運動，就是升降出入的「升」；「金」代表氣的內收運動，就是升降出入的「入」；「水」代表氣的潛降運動，就是升降出入的「降」；而「土」代表氣的是升降相平衡、出入相平衡。

為什麼可以用「木」字代表氣的生發疏泄運動？因為樹木和所有植物的根鬚最喜歡向下伸展，以吸收更多的營養和水分，樹木和所有植物的枝葉最喜歡向上、向外舒展，以吸收更多的陽光和雨露，這是根據樹木和植物的生長特性而命名的，並不是指具體的木材。

為什麼可以用「火」字代表氣的上升運動？因為「火性炎上」。大家都做過飯，做飯的時候，都知道把鍋放在火焰的上面。有人把鍋放在火焰的旁邊，靠熱輻射來做飯嗎？肯定沒有！大家都知道利用「火性炎上」的特性。因此，用「火」字代表氣的上升運動，是根據「火性炎上」的特性而命名的，並不是指燃燒著的火焰本身。

為什麼可以用「金」字代表氣的內收運動？因為金屬密度大、品質重，象徵著收斂密集。因此，用「金」字代表氣的內收運動，也就是升降出入的入，這是根據金屬密度大的特性而來的，並不是指堅硬金屬的本身。

為什麼可以用「水」字代表氣的下降運動？因為水往低處流，象徵著下降和潛藏。它是根據水性就下的特性來命名的，並不是指嘩嘩流的水的本身。

為什麼可以用「土」字代表氣的升和降相平衡、出和入相平衡？因為廣博的土地、土壤，如果沒有外力的作用，人們看不到它在運動。這是根據土壤、土地的特性而命名的，並不是指土壤、土地本身。

古人是按照什麼方法來歸類五行的

大家都知道，《黃帝內經》用五行將天地自然界、動植物以及人體表裡內外聯繫成五大系統，這種歸類的方法和思路是什麼呢？仍然是「仰觀天文，俯察地理，中知人事」，並按照氣的不同運動趨向來歸類。

我們講陰陽的時候，**「仰觀天象」，是看太陽；「俯察地理」，是看晝夜和四季。五行分類仰觀天文看什麼？看星星。**《靈樞．九宮八風》裡記載了以北斗七星斗柄的指向來確定方位和季節的曆法。司馬遷《史記．曆書》裡說「黃帝考定星曆，建立五行」，指的就是這件事情。

在一千八百多年前，張仲景所著的《傷寒論．傷寒例》中，詳細記述了依據北斗七星斗柄指向的定位，來確定春夏秋冬四季，確定立春、立夏、立秋、立冬、冬至、夏至、春分、秋分等八個大節氣，以及二十四個節氣的確切時間，張仲景把這個叫**「鬥曆」**。

在晴朗的夜晚，我們仰望北方的星空，找到大熊星座，在大熊星座的後腰連到尾部，有七顆星星，排列成像飯勺一樣的形象，這就是北斗七星。在鬥勺最末兩顆星星的連線延長線的五倍處，就是著名的北極星，北極星屬於小熊星座，它在小熊星座的尾巴處。在沒有指南針和衛星定位元系統的古代，人們在茫茫大海上航行，怎樣才能不迷失航向？靠的就是北極星指方向。

由於地球的自轉和公轉，生活在北半球的華夏先人，在傍晚仰望星空的時候，很容易觀察到北斗七星的周日視運動和周年視運動。隨著地球自轉一圈，我們看到北斗七星的斗柄也大體轉一圈，這叫北斗七星的周日視運動。有經驗的人，可以根據斗柄指向，大體知道這是夜間幾點鐘，所以也可以把它叫作星鐘。但是如果我們固定一個時間，比如固定在晚上十點鐘，用一台儀器測量北斗七星的指向，到第二天晚上十點鐘再去測量，會發現斗柄的指向並不在原來的位置，而是依照逆時針方向向前移動了一度，這是由於地球在自轉的同時，還在繞著太陽公轉。斗柄所指的方向每天逆時針向前移動一度，三百六十天以後，就又回到了原來的位置，這叫北斗七星的周年視運動。依照斗柄三百六十天運動一周來計算節氣的曆法，就叫鬥曆，也叫

五行歸類表

斗柄	季節	五氣	五化	五色	五音	五味	氣體	五行	五臟	五腑	五體	五官	五液	五志	五榮
東	春	風	生	青	角	酸	出	木	肝	膽	筋	目	淚	怒	爪
南	夏	熱	長	赤	徵	苦	升	火	心	小腸	脈	舌	汗	喜	面
中	長夏	濕	化	黃	宮	甘	平穩	土	脾	胃	肉	口	涎	胃	唇
西	秋	燥	收	白	商	辛	入	金	肺	大腸	皮毛	鼻	涕	悲	毛
北	冬	寒	藏	黑	羽	鹹	降	水	腎	膀胱	骨	耳	唾	恐	髮

星曆，星曆的一年是三百六十天，因為斗柄的周年視運動轉一周是三百六十度，需要三百六十天。

「仰觀天象」，當北斗七星的斗柄在傍晚指向東方的時候，「俯察地理」，地面上是春季；指向南方的時候，地面上是夏季；指向西方的時候，地面上是秋季；指向北方的時候，地面上是冬季。這就是四方和四季相對應的來歷。可見以觀察北斗七星斗柄的指向來確定四季和節氣的方法是由來已久的，而且也是很精確的。

「仰觀天象」，斗柄指東；「俯察地理」，地面為春。春風和煦，於是在五氣這一欄，也就是五種氣候這一欄，就有了「風」字。這個時候，地面上已經是冰雪消融，植物的種子生根發芽，草木根鬚下伸、枝葉上展。我們再來看看動物，蜷曲成團而冬眠的各種熊類，在春風的呼喚下爬出山洞，伸伸腰肢，打個呵欠，一派舒展之相；盤成圓盤狀而冬眠的蛇、圓球狀冬眠的刺蝟，被春風喚醒，伸展身體，慢慢爬出了冬眠的巢穴，開始了一年的新生活。從物候的觀察，到古人關於春季陽氣佈陳、發陳、發散、生發等論述，都提示在春季應當是陽氣的外展疏泄運動。疏就是疏通，泄就是宣洩，主導或控制著自然界一切生物的生命活動，於是在「五化」也就是動植物的五種變化這一欄中，就用了「生」字——生活的「生」，生根發芽的「生」，而不是上升的「升」。

現在有不少文章稱，春季陽氣「升發」，用的是上升的「升」字，這是錯誤的。在《黃帝內經》裡從來沒有用過上升的「升」字來描述春季陽氣的運動趨向，春季陽氣生發、外展，而不是上升。

正因為樹木和植物的根鬚最喜歡向下伸展，枝葉最喜歡向上舒展，所以就將氣的這種外展疏泄運動的趨向，用「木」字來命名。

二十世紀八〇年代初，在我當時的住處外，有一塊十幾平方公尺的空地，我種了一株葡萄藤，每年都是由一位園林師傅幫我剪枝施肥，我沒有操過心。有一年，從夏天起一直到第二年春天快要到來的時候，這位園林師傅就一直沒有露過面。後來我才知道，他身體不好，回外地老家休養了。眼看著春天已經來臨，葡萄藤上的芽開始變大，可是雜亂的枝條還沒有打理，於是我自己用剪刀來剪枝。沒有想到剛剪斷一根枝條，斷口處就流出了水，開始是一滴一滴往下滴，流了一會兒，水少了一些，就順著枝條往下流，一直流濕了整個葡萄藤。那年的冬季雨雪很少，土壤很是乾燥，我十分奇怪，這麼乾燥的氣候和土地，葡萄藤裡怎麼會流出水呢？於是我不敢再剪了。接著在地下挖溝施肥時，我不小心碰斷了葡萄藤的一條細根，根的斷端處也流出了水，把一大片乾土都流濕了。

恰巧這時，那個幾個月沒有露面的園林師傅來到了我的園子外面，我還沒有來得及向他打招呼和問候，他先開了口：「哎喲！郝老師！您怎麼能春天剪枝、施肥啊？」我說：「為什麼不能在春天剪枝施肥，不是一年之計在於春嗎？」他說：「春天的時候，營養和水分向根的末端輸送，向枝條的末梢輸送，您把枝條剪斷了，把根碰斷了，斷的地方就會流出大量的營養和水分，這都是葡萄的『眼淚』、葡萄的『血』呀，葡萄在『哭』，在『流血』啊！這樣會丟失大量養分，太可惜了。完了完了，您今年的葡萄結不了多少了！」

聽師傅這樣一說，我心中一動：為什麼在春天植物的營養和水分會向根的末端和枝條的末梢大量輸送呢？那就應當是有一種看不見的氣的生發疏泄運動，在這個季節支配著所有植物的生長活動。由此聯想到我們剛才提到過的，動物在春季的活動情況，也都體現了一派舒展、發散之象。

古人可能就是觀察到春季動植物的這種生長活動狀況，推知春季是一種氣的生發疏泄運動支配著自然界一切生物的生命活動，於是就用木氣來命名（也稱之為木行）。這也就是把東方、春季、風、生和五行的木劃歸為同一類的道理所在。

自然界氣的運動趨向，是看不見、摸不著的，也就是說陰陽五行、陰氣陽氣、氣的升降出入，是看不見、摸不著的，但它們的活動狀況、運動狀態，都可以在自然界各種動植物的生長現象上得到驗證。這也就是《素問》為什麼有一篇文章叫《陰陽應象大論》的道理了。陰陽五行的運動變化，都應驗在動植物四季的生長和活動現象上。

我們的生活越現代化，我們就離大自然越遠，對古代人類觀察自然所得到的東西，今天反而不能理解了。那年我園子裡的葡萄只結了兩串，而且很稀疏，總共一千克上下，而平常的年份能結六七千克甚至十幾千克。

看來對葡萄來說，春天是不能剪枝施肥的，那什麼時候剪枝和施肥合適呢？園林師傅說，在深秋以後，營養和水分向主幹內收，向種子和果實內貯藏，枝條的末端乾枯了，根的末端乾枯了，就可以剪枝和施肥了，剪斷枝條、碰斷根也就不再流失營養和水分了。**爲什麼秋季營養和水分向種子、果實、主幹內收？因爲秋季是陽氣的內收運動支配著自然界一切生物的生命活動，在五行裡就叫金氣、金行。**

第八章

順應自然，養在四時

如何根據陽氣的運動趨向合理養生？
春季陽氣的運動趨向有什麼特點？如何合理養生？
夏季陽氣的運動趨向有什麼特點？如何合理養生？
秋季陽氣的運動趨向有什麼特點？如何合理養生？
冬季陽氣的運動趨向有什麼特點？如何合理養生？
長夏陽氣的運動趨向有什麼特點？如何合理養生？

春季如何合理養生

春季自然界的陽氣以生發疏泄運動為主，人在春季應當怎樣養生呢？**應當順應陽氣的生發和疏泄，使自己身體的陽氣也生發疏泄出來。**

《黃帝內經》關於春季養生的要求是這樣的：「春三月，此謂發陳，天地俱生，萬物以榮，夜臥早起，廣步於庭，被髮緩形，以使志生，生而勿殺，予而勿奪，賞而勿罰，此春氣之應，養生之道也，逆之則傷肝……」

「春三月」，是從立春的當天算起到立夏的前一天，經過立春、雨水、驚蟄、春分、清明、穀雨六個節氣，三個月，共九十天。在這段時間，自然界陽氣的運動趨向是向四周生發佈陳的，這就叫「發陳」，「發」是生發，「陳」是佈陳、陳列，「發」和「陳」是並列的動詞。在這段時間，天地的陽氣生發佈陳，氣溫逐漸升高，所以萬物生根發芽，都繁茂繁盛起來，這就叫「天地俱生，萬物以榮」。

爲了順應自然界陽氣的生發疏泄運動，人就要適當地晚睡早起，減少睡眠。

因為在睡眠狀態下，陽氣是內收、內斂、內藏的。要想使陽氣生發疏泄出來，就要適當減少睡眠。不過我這裡所說的晚睡早起，是相對於古代日出而作、日落而息的作息時間來說的，現在有不少人，過了午夜甚至淩晨一兩點鐘都還不睡覺，這也太晚了。

「廣步於庭，被髮緩形，以使志生」，就是要早早起床，把頭髮散開，穿著寬鬆的衣服，而不要穿緊身的、塑形的衣服，到院子裡大步地散步。為什麼要這樣做？就是為了放鬆，為了促進陽氣的生發疏泄，使身體和心情都放鬆，使各種開拓事業的想法都萌發出來。為什麼要大步散步？我們說過，**身要動，身動則生陽，運動起來利於陽氣的生發和疏泄。**

有人說早晨氣溫低，污染的空氣如汽車尾氣等都沉積在地面，空氣品質不好，不應當早鍛煉。

這不能一概而論，從大城市的街道角度來說，早晨空氣品質不好，有一定的道理。但在廣大的農村、山林、湖泊，以及城市的公園和周邊的風景區，早晨的空氣是清新的。而且《黃帝內經》是提倡早鍛煉的，早鍛煉利於陽氣的生發疏泄。在中國傳統體育鍛煉中，出早操、練晨功，都是順應自然規律和生命規律的。那麼，是不是在春季提倡早鍛煉，在其他季節就不提倡早鍛煉了呢？

這就涉及另一個問題，就是陰陽中又有陰陽、五行中又有五行的問題。陰陽是無限可分的，比如白天為陽，上午為陽中之陽，下午是陽中之陰。夜為陰，但前半夜為陰中之陰，後半夜就為陰中之陽，這就是陰陽的無限可分。同樣五行中又各有五行，五行也是無限可分的。《靈樞·順氣一日分為四時》中說：「春生，夏長，秋收，冬藏，是氣之常也，人亦應之。以一日分為四時，朝則為春，日中為夏，日入為秋，夜半為冬。」也就是說，**不管是什麼季節，早晨的陽氣運動特徵都是生發疏泄的，所以爲了順應陽氣的外展運動，我們一年四季的早鍛煉都是不可缺少的。**

還有人說每天早晨要空腹喝八百毫升以上的冷水，有利於通便、清腸、排毒、養顏。或者每天早晨用涼水短時間沖涼，有利於激發陽氣的生發。按照《黃帝內經》的養生原則，這樣做並不完全妥當。清晨空腹喝冷水，人體要把這些冷水變成和自己的體溫一樣而且利用起來，這需要直接消耗脾腎的陽氣，也就是熱能。

《黃帝內經》說過，「陽氣者，若天與日，失其所，則折壽而不彰」，人體的陽氣就像天空的太陽，如果沒有太陽，整個地球的生命也就完結了，人體的陽氣被損耗，健康也就不保了。我曾經遇到的幾個病人，有慢性腹瀉的，有過敏性鼻炎伴哮喘的，有容易感冒的，都是因為早晨空腹喝了一段時間的涼水而逐漸誘發的。大家可能覺得喝涼水拉肚子可以理解，為什麼可以引起過敏性鼻炎和感冒呢？因為人體體表的陽氣有溫養肌膚、調節體溫和防禦外邪的作用，但是體表的陽氣根源於腎，補充於脾胃，依靠肺的宣發輸佈於體表，空腹冷飲，直接損傷脾腎的陽氣，使體表的陽氣化生不足，於是就出現了抵抗力下降的容易感冒和過敏性鼻炎伴哮喘的病證。

人們常說**「春捂秋凍，百病不生」**，這實際是提示我們，在春季和早晨，保溫是利於保護和促進陽氣生發的。連衣服都要求適當多穿，你卻在這個時段喝涼水、用冷水沖澡，這和春季裡小苗剛剛出土，突然來了一場霜凍有什麼區別？這樣一說，大家就會明白，清晨是不應當沖涼水澡的。如果有人覺得沖涼水澡舒服，那可能是因為有陰虛陽亢的體質失調的問題。

還有人不提倡早鍛煉，而提倡傍晚鍛煉，其實到了傍晚，自然界和人體的陽氣都在內收，如果進行劇烈的體育運動，使人體的陽氣外發、興奮起來，這就違逆了傍晚陽氣內收的自然規律和生命規律，所以傍晚還是不要進行劇烈的運動為好。

我們接著看《素問．四氣調神大論》裡的話，「生而勿殺，予而勿奪，賞而勿罰」，要放生而不殺戮，要付出而不爭奪，要獎勵下屬和他人，不要懲罰下屬和他人，這是強調在思想上和行為方式上都要有向外疏散的精神。「此春氣之應，養生之道也」，這就是順應春天的保養人體的陽氣生發疏泄的要領，「養生之道」的「生」字，是「生根發芽」的「生」，這裡的「養生」兩個字，是保養陽氣的生發疏泄的意思。生發疏泄是陽氣的陽性運動趨向，這就是「春夏養陽」的「陽」。

我們現在知道，**自然界每年的春季和每天的早晨都是以陽氣的生發疏泄運動**

爲主導，這在中醫裡就叫木氣當令，也就是木氣值班。而人體的哪些器官氣的主要運動特徵是生發疏泄呢？那就是肝膽。肝膽的主要生理功能是主管全身陽氣的生發疏泄，所以《黃帝內經》裡說，肝膽「通於春氣」、「肝主春」、「肝膽屬木」，把肝膽也稱為「肝木」和「膽木」。這就是「肝膽屬木」本來的意思。

《素問．四氣調神大論》裡還有一句是「逆之則傷肝」，也就是，如果不按照我們上面所說的養生方法去做，就會影響肝氣的生發疏泄。常言道，一年之計在於春，一日之計在於晨，就是說木氣的生發疏泄，對自然界的一年和一天，對人的一年和一天，都是非常重要的。

知道了春季和早晨都是木氣當令，是生發疏泄的木氣值班，是肝膽之氣的生發疏泄活動控制著整個人體的氣的運動趨向，我們就很容易理解開頭提到的那個躁狂抑鬱症的女孩，為什麼春季容易復發，為什麼晨重夜輕。人體肝膽的疏泄功能，不僅僅是肝膽本身氣的運動特徵，而且對脾胃的升降、對五臟六腑的代謝、對精神情緒的調節，都有著調節控制和推動促進作用。反過來說，脾胃的升降、五臟六腑的代謝、精神情志的輕鬆愉快，對肝膽之氣的生發疏泄都有著很強的依賴性。這種依賴性在什麼時間段最強烈？春季和早晨。

到了春季和早晨，自然界的陽氣開始生發疏泄，肝膽的陽氣也開始生發疏泄，五臟六腑中大多數器官的新陳代謝，都要從冬季和夜間相對低迷的狀態走向春季和白天相對活躍的狀態，這也是對肝膽生發疏泄功能的依賴性最強的時段。一個肝膽陽氣平常比較虛弱的人，到了應該生發疏泄的時段，卻無力生發疏泄，就會出現全身臟器功能的抑制和精神情志的抑鬱，鬱悶焦慮、思維遲鈍、欲望降低、重度乏力等症狀也就都出現了。這就像在時間上，太陽已經升出了地平線，可是東方的天空仍然是一片烏雲，大地仍然活躍不起來一樣。有的躁狂抑鬱症病人就說過這樣的話：「我的心中就像烏雲密佈，胸悶心煩、不高興。」這也就是那個患有抑鬱症的女孩三年來總是春天復發、早晨加重的原因所在。我們可以用藥物調補她肝膽的陽氣、正氣，促進肝膽的生發疏泄，同時還要驅散東方天空的烏雲，用中醫的話說，那就是化濁祛痰行濕，再輔以安心定志寧神。治療六周，她的症狀全部消失，繼續服藥兩周鞏固療效，後來隨訪兩年沒有復發。

為什麼過了夏天和中午以後症狀就可以緩解呢？因為過了夏天和中午，自然界和人體的陽氣開始內收下降，全身器官的代謝和精神情志的條暢，對肝膽生發疏泄的依賴性降低，所以即使肝膽陽氣生發疏泄之力不足，也無關緊要了。這真是天人相應的體現呀！

那麼對一般人，春季養生除了《素問．四氣調神大論》中所說的那些原則和方法外，在飲食上還應當注意什麼呢？這也要具體情況具體分析。

肝膽陽氣不足、生發疏泄無力、有鬱悶傾向的人，要適當多吃一些溫性的、辛味的食物，如韭菜、香菜、大蒜、蒜苗、小蔥、香椿、胡椒、花生、蝦仁、青椒、辣椒等，因為溫性食物可以助陽，辛味食物有疏散作用，可以幫助疏通氣機。但是平常肝陽亢、肝火旺，很容易心煩易怒、著急上火的人，甚至總想找人吵架的人，就要適當選一些養肝陰、肝血，收斂肝氣，防止肝氣疏散過度的，偏涼性的、陰性的、酸味的食物，比如烏梅、番茄、柑橘、柳丁、柚子、木瓜、枇杷、山楂、橄欖、檸檬、石榴、青皮蘿蔔、芹菜、萵筍、油菜等。

關於五行中的木行，我們就討論到這裡。那麼五行中的火、土、金、水又是怎麼回事？它們與方位、季節、人體的臟腑又有什麼關係？五行的生克是怎麼回事，和我們的身體健康又有什麼關係呢？下面我會接著和大家講。

夏季如何合理養生

二〇〇八年夏天，一位美國老朋友的孫子，中文名字叫李超的男孩來北京玩，我把他接到旅館住下。那一天，北京的天氣悶熱異常，我告訴他：「今天已經晚了，你在旅館好好休息，明天我找學生帶你先在北京市區玩玩，以後再安排其他活動。」第二天一早，李超給我打電話說，從半夜起，他感到發冷、發熱、頭痛，並且全身痠痛、噁心嘔吐、肚子脹滿、腹痛拉肚子，還有一點兒咳嗽，是不是水土不服？

李超生在美國，長在美國，祖父母和父母都是美籍華人，雖然中文說得不好，但我能聽明白他的意思。我趕到旅館，發現他的房間空調遙控器的溫度設定在攝氏十八度，這是遙控器上最低的設置，如果還可以再往下設置的話，他可能會設置得更低。垃圾桶裡有多個冰淇淋的空盒子。我摸了摸他的額頭和皮膚，確實在發熱。脈也很快，舌面上佈滿了白厚而膩的舌苔。我明白，他這是暑天過度貪涼飲冷，外感風寒邪氣，內傷生冷濕濁。於是我就開了兩劑中藥，外散風寒，內化寒濕，基本是藿香正氣散加減。他白天喝了兩次藥，晚上發熱就退了，第二天早上又喝了一次藥，中午就不再拉肚子了。

這就涉及**夏季陽氣的運動趨向和怎樣養生的問題**。

上文談到春季是陽氣的生發疏泄運動支配著自然界一切生物的生命活動，這叫木氣當令，就是木氣主時，五行中的木行，是指自然界陽氣的生發疏泄運動趨向，養生應當順應陽氣的生發疏泄，通過改變生活行為方式，如減少睡眠、增加室外運動、調整心理和行為方式等多種手段，使人體的陽氣也順應自然規律而生發疏泄出來，這就是養生要順應自然規律和生命規律的做法。

那麼在夏季，是陽氣的什麼運動趨向主導著自然界一切生物的生命活動？這是五行中的什麼行？人類在這個季節應該怎麼養生？我們還是從五行的分類講起。

「仰觀天象」，斗柄指南，「俯察地理」，地面為夏，夏季氣候炎熱，於是在五行的分類中，就把方位的南方、季節的夏季、氣候的炎熱歸屬於同一個系統。在這個季節，人們觀察到，植物的地面部分繁茂生長。

我曾經問過園林師傅：「夏天葡萄的藤和葉子都長瘋了，根還長不長啊？」他說：「到了夏季，根就長慢了，根在春季就基本長好了。實際上在春季，植物都是先長根，後發芽的，如果根沒有長好，就不能吸收足夠的水分和營養，上面的葉子就發不出來，就展不開。到了夏季，主要是地面的部分繁茂生長。」

我們又聯想到春末夏初，自然界那些動物，找朋友的、做窩的、為繁殖後代做各種準備的，很是活躍，大自然一派欣欣向榮、蒸蒸日上的景象。所以當古人看到這樣的季節、這樣的氣候、這樣的動植物的生長活動現象，就推測出在這個季節，是陽氣的上升運動支配著自然界一切生物的生命活動。用什麼樣的字代表陽氣的上升運動呢？用「火」字，這就是火行。因為火的特性是「炎上」的。

一年中夏季陽氣的運動趨向以上升爲主。在一天之中，哪個時間段的陽氣以上升運動為主呢？《黃帝內經》中說是巳、午、未這三個時辰，也就是從上午九點到下午三點，並把這段時間叫作陽中之太陽。「太」就是大的意思，太陽就是大陽，是陽氣最強大的意思。白天為陽，巳、午、未三個時辰內地面上接受太陽的光和熱的強度最強大，所以稱之為陽中之太陽。

《黃帝內經》中說：「在天為氣，在地成形。」在天是夏季和中午，火氣當令，火行值班，陽氣的上升運動主持自然界一切生物的生命活動。對於人，是哪一個成形的器官的氣的主要運動特性和火行相應呢？《素問．六節藏象論》中說：「心者，生之本，神之變也……為陽中之太陽，通于夏氣。」就是心和夏氣、火行是相通應的。「心者，生之本」，就是生命的根本，它主管全身的血液循環，血液循環給周身帶來營養和熱能，熱能也就是陽氣，這是生命的根本，就像萬物生長靠太陽一樣。《黃帝內經》把心比作君主之官，是皇帝、國家元首，是生命的主宰。「神之變」，是指心主管精神情志意識的思維活動，人在精神上一定要不斷上進、不斷進取，是上升的趨向，於是《黃帝內經》就把心和夏氣、火行連在了一起。

在炎熱的夏季如何養生？《素問．四氣調神大論》中說：「夏三月，此謂蕃秀，天地氣交，萬物華實。」就是從立夏起到立秋的前一天，經過六個節氣，共九十天，三個月的時間，這是陽氣蕃秀的季節。「蕃」是生息繁殖、子孫昌盛的意思，可以引申為茂盛、興旺，在這裡指陽氣興盛。禾類植物抽穗叫「秀」，花卉植物開花或開出的花朵叫「秀」，草本植物結籽也叫「秀」。可見「秀」有顯露、露出、向上突出的意思。要想突出，必須上升，所以，蕃秀就是興旺、突出、上升的意思。「木秀于林，風必摧之」的「秀」，就是高出的意思。這裡用了「蕃」和「秀」兩個動詞，描述夏季陽氣興盛、突出、上升的運動趨勢。這個季節，天地氣交，萬物華實，由於天陽之氣的蒸騰，地面上的水氣上升為雲，由於地陰之氣的吸納，天氣下降為雨，天地之氣相互交融，雨水豐富，而一切植物都在陽氣上升運動的影響下，地面部分繁茂的植物生長、開花、抽穗、結果。萬物華實，華就是開花，實就是結果。

人類怎樣順應夏季陽氣的上升運動來養生呢？

「夜臥早起，無厭於日，使志無怒，使華英成秀，使氣得泄，若所愛在外，此夏氣之應，養長之道也。」

為了適應這一陽氣興旺上升的環境，人們在生活方面，應該比春季更晚些睡、更早些起。減少睡眠時間，利於陽氣的興旺。不要厭惡白天太長，不要抱怨天氣太熱，要使心情保持愉快而不要輕易激動和惱怒，「怒則氣上」，發怒就容易使陽氣的上升過頭。「華英」在這裡指精神，精神要像自然界的草木枝葉繁茂、開花、抽穗、結果一樣，要向上、充沛、旺盛，春季時萌發的思想的火花、創造的靈感，在這個時候盡可能使它成長、發展並走向成熟。這都叫「使華英成秀」。夏天陽氣盛於外，人體的代謝活動也比其他季節都旺盛，因而要使身體適當多出些汗，來保持體內的陽氣通暢，代謝產物及時外排。天氣雖然炎熱，但不要長時間在陰涼的環境裡休息和工作，要適當增加戶外活動，保持一種對室外環境、對周圍的事物特別喜愛的心態，也就是在心理和行為方式上，都要向外、向上，以順應和適應「夏長」的調養原則與方法。

我們開頭提到的李超，在炎熱的夏季，出現了怕冷、發熱、嘔吐、拉肚子、全身痠痛等症狀，這並不是中暑。在夏季，隨著自然界陽氣的上浮，人體的陽氣也浮盛於外，出汗多，毛孔張開，而體內的陽氣，包括脾胃的陽氣，實際上是比較虛弱的，也就是陽氣外盛內虛。在這種情況下，如果違背了夏季的養生原則，過度貪涼，很容易讓寒邪從皮毛汗孔長驅直入；過度飲冷食冰，很容易傷害已經比較虛弱的脾胃陽氣，造成了外有風寒、內有寒濕的情況。對於這種情況的治療，並不是清熱解暑，而是外散風寒，內化寒濕。古方藿香正氣散就是為這種情況而創立的，其組合藥物都是溫性的。現在市場上的藿香正氣水、藿香正氣口服液、藿香正氣軟膠囊、藿香正氣大蜜丸、藿香正氣顆粒等，都是藿香正氣散的現代中藥製劑。

我曾在一家藥店門外看到張貼的一張大幅廣告，上面說「藿香正氣水——防暑聖藥，家庭必備」。**其實藿香正氣水既不防暑，也不能治療中暑，它是治療暑天人們過度貪涼飲冷、外感風寒、內傷寒濕，出現身熱畏寒、嘔惡、腹瀉的。**

在夏季，人們確實需要防止中暑。當自然界陽熱之氣亢盛、氣溫很高的時候，如果一個人在高溫和熱輻射的長時間作用下，環境溫度超越了他自己身體的適應能力，就會出現體溫調節障礙，水和電解質代謝紊亂，神經系統功能損害（在中醫就叫心神受損），這就是中暑。暑熱傷人，最容易耗氣傷陰，中暑程度的輕重與預後的好壞有著密切的關係。如果在高溫又不通風的環境下，出現頭痛、頭暈、口渴、多汗、四肢痠軟、全身無力、注意力不集中、動作不協調、體溫正常或者略有升高的症狀，這就是中暑先兆，必須及時轉移到陰涼通風的地方，補充水和鹽分。可以喝糖鹽水、吃大量西瓜、喝綠豆湯等，經過這樣的處理，短時間內就可以恢復健康。特別注意，這個時候不要誤用藿香正氣水，它不解暑。

如果體溫在攝氏三十八度以上，除頭暈、口渴外，還有面部潮紅、大量出汗、皮膚灼熱，再進一步出現四肢濕冷，甚至發展到面色蒼白、血壓下降、脈搏增快，這已經是典型的中暑症狀，但還算是輕症，除了上述的家庭臨時處理方法外，要儘快送往醫院，請醫生處理，可以在幾個小時內康復。

至於中暑的重症，情況就十分嚴重了，不及時救治，就會有生命危險。不同的情況，表現也不全一樣。一般有高熱、汗大出、口大渴、頭暈頭痛、心慌心跳、噁心嘔吐、皮膚濕冷、血壓下降、躁動不安、意識模糊，甚至昏厥、昏迷、四肢抽搐，一直可能發展到腦水腫、肺水腫、心力衰竭、腎功能衰竭，直到死亡。遇到重症中暑者，絕不可掉以輕心。

可見雖然夏季要促進陽氣的上升，要多到室外活動，「若所愛在外」，但不能過頭，尤其是夏季的中午。一年之中夏季陽氣最亢盛，一天之中中午陽氣最亢盛，兩個陽氣亢盛的時段相疊加，陽熱極盛，在這個時間段，不僅要減少室外的活動，最好還要睡午覺，因為睡覺可以使人體的陽氣潛藏下降，以抵禦外界亢盛的陽熱對體內陰氣陰液的損耗。

隨著人類科技的進步，人們創造了越來越舒適的生活和工作環境，空調這類家用電器改變了人類的生活條件，表面看起來生活是舒適了，隨之卻帶來了新的健康問題。長時間在空調環境中工作、學習的人，因環境溫度相對恒定，空氣乾燥而不流通，會逐漸出現鼻塞、打噴嚏、咽喉癢、咳嗽、頭暈、耳鳴、乏力、記憶力減退、皮膚乾燥、容易過敏、對外界環境溫度適應能力下降等問題，他們衣服穿多了熱，穿少了冷，容易出現感冒、胃腸不舒服、關節痠痛等症狀。這類現象有人稱之為「空調綜合症」或「空調病」。

為了預防空調病的發生，應當盡可能減少開空調的時間，即使開也不要把溫度開得太低，使室溫和外界溫度的差距不要太大，還要經常開窗通風換氣，使人們適應自然溫度，也就是做到《黃帝內經》中所說的「若所愛在外」、「無厭於日」。如果不按照這樣的養生規律去做，而過度貪涼飲冷，就不利於人體陽氣的壯大，還會損傷心陽心氣，這就叫「逆之則傷心」。可見保養人體的陽氣，既不能使陽熱太過，也不能使陰寒太過，只有適中才是適宜的。

心陽不足，鼓動無力的人，常會心慌怕冷、胸悶胸痛、自汗氣短、手腳發涼，在夏季，人體受到自然界盛大陽氣的協助，這些症狀都會減輕。而在這個時候用溫補心陽的藥物或食物，就會達到事半功倍的效果，如乾薑、桂皮、薤白、浮小麥、炙甘草、茯苓、黃芪、紅參等，作為飲食的輔料或者用來煲湯，大有益處。這也是《黃帝內經》中「春夏養陽」的含義之一。

但平常心陰偏虛、心火偏盛的人，容易心煩心悸、失眠多夢、手腳心熱、潮熱盜汗、舌紅少津、脈象細數，在炎熱的夏季，更要防止心陰受損，心火偏亢，適當使用滋陰養心、降火安神的食物或藥物，應常用苦瓜、生地黃、酸棗仁、柏子仁、麥冬、丹參、玉竹、黃精、桂圓肉、百合、龜板、合歡皮、茯神等。

秋季如何合理養生

到了秋季，陽氣的運動趨向是什麼？屬於五行中的什麼行？又該如何養生呢？

「仰觀天象」，斗柄指西，「俯察地理」，地面為秋，氣候涼爽，空氣乾燥，於是在五行的分類中，就把西方、秋季和乾燥歸成了一類。人們觀察到，這個時候樹木的根鬚和枝葉乾枯了，營養向果實、種子和主幹內儲藏。深秋給葡萄剪枝、施肥，把枝條和根鬚剪斷、碰斷，再也不會流出營養液了，因為營養已經向主幹和果實儲藏內收了。秋季的兔子拼命地吃，把身體吃得肥肥壯壯的，積聚營養準備過冬。秋季的熊食欲極好，體重猛增，是一年中最胖的時候，因為必須積聚脂肪、儲備營養，為冬眠做準備。古人觀察到秋季動植物這樣的生長活動狀況，於是就推測，陽氣在秋季是內收運動，這控制著自然界一切生物的生命活動，於是在五化這一欄用了「收」字。用金屬的「金」字，代表陽氣的內收運動趨向，因為金屬密度大，品質重，象徵著收斂密集，這就是五行中的金行。

一年之中，秋季陽氣的運動趨向是內收的。一天之中，下午三點至晚上九點，也就是申、酉、戌這三個時辰，陽氣的運動趨向也是內收的。人體哪一個器官的功能和金行關係最為密切呢？《素問．六節藏象論》裡說：「肺者，氣之本……通於秋氣。「肺主氣，司呼吸，把自然界的清氣吸納入體內，這是人體所需要的精華之氣的重要來源之一，所以說肺為氣之本。由於吸納清氣是肺最主要的生理功能，這和秋氣、金行的內收趨向一致，所以肺和秋氣相通應，和金行相通應。當然，肺也有把體內通過代謝的濁氣排出體外的功能，吸清呼濁相輔相成，正體現了每一個器官的氣的運動都存在著升、降、出、入的多種運動趨向，這就是五行中又各有五行。

秋季如何養生？《素問．四氣調神大論》裡說：「秋三月，此謂容平，天氣以急，地氣以明。」秋季從立秋開始直到立冬的前一天，經過六個節氣，三個月，共九十天。「此謂容平」，「容」就是容納、包容、收容的意思，「平」就是平定、平靜、平和的意思，這句話是在描述陽氣由夏季的興旺、上升的狀態，轉為內收、收容、平和的狀態。蕭瑟西風起，草木漸枯黃，這就是「天氣以急」；莊稼已收割，大地露黃土，這就是「地氣以明」。這時就要順應陽氣收納運動的趨向來養生。《黃帝內經》裡要求：「早臥早起，與雞俱興，使志安寧，以緩秋刑，收斂神氣，使秋氣平，無外其志，使肺氣清，此秋氣之應，養收之道也。」

這時，人們應該早睡早起，以雞上架時就睡，以雞晨起打鳴的時候就起床。這和春夏相比較，增加了不少睡眠時間，目的就是為了利於陽氣內收。「使志安寧，收斂神氣，無外其志」，就是要求收斂心思，控制情緒，不急不躁，平靜淡定，不要再像春季那樣外展疏泄，像夏季那樣興奮活躍。這就像植物的枝葉，面對秋風已至，如果不趕快將營養收入主幹內，以發新芽、長幼葉，就會受到秋季肅殺之氣的懲罰一樣。只有收斂神氣，才能不被秋涼之氣傷害，才能使肺氣保持通利調暢。這都是和秋季相適應的，可以保養人體陽氣內收的原則與方法。

「逆之則傷肺」，如果違背了這個原則，肺氣就會受到傷害。從臨床觀察來看，秋冬兩季確實是呼吸系統疾病多發的季節。秋季氣候涼爽而乾燥，而肺通過口鼻直接和外界空氣相接觸，如果不注意保養，就容易感寒傷燥，出現乾咳少痰、口燥咽乾、咽喉發癢、五心煩熱、盜汗顴紅、聲音嘶啞等表現。這當然需要找醫生診療，但平常適當食用水梨、甘蔗、百合、沙參、麥冬、玉竹、阿膠、天花粉、銀耳、冬蟲夏草一類的東西，可以保護肺陰、肺氣，減少或減輕這些情況的發生。

有人建議，傍晚空氣品質好，傍晚或者晚上是到室外運動鍛煉的最好時間。**其實這和《黃帝內經》中秋季養陽氣內收的思路並不符合。**動則生陽，傍晚或者晚上大運動量的鍛煉，容易使人體的陽氣外展疏泄，而不利於陽氣的內收。所以根據《黃帝內經》的養生理論，並不建議在傍晚或晚上進行劇烈的運動。

冬季如何合理養生

到了冬季，陽氣的運動趨向是什麼？屬於五行的什麼行？又該如何養生呢？

「仰觀天象」，斗柄指北，「俯察地理」，地面為冬。在冬季，氣候寒冷，萬物深藏：埋在土裡的種子，千萬不能發芽，發芽就會被凍死；樹木的小幼芽，千萬別露頭，露頭就會被凍死；冬眠的動物，藏到山洞或樹洞裡，都冬眠了；古代的人類也過著早睡晚起，被叫作「冬眠」的生活。於是在五行的分類中，就把北方、冬季、寒冷、潛藏歸為一類。古人認為在這個季節，陽氣的潛藏下降運動支配著自然界一切生物的生命活動，並用「水」字來代表陽氣潛降的運動趨向，稱為水行。因為水行就下，水往低處流，陽氣的下降潛藏運動趨向就可以用「水」字來代表。

人體哪個臟器和冬氣、水行相通應呢？《素問．六節藏象論》裡說：「腎者，主蟄，封藏之本，精之處也……通於冬氣。」腎是主管貯藏精氣的，腎所貯藏的精華之氣，一是來自父母的生殖之精，二是來自出生後脾胃所消化吸收的飲食精華，先天促後天，後天養先天，兩者相結合以後藏之於腎。腎所藏的精氣，由弱到強到盛到衰到竭的過程，主管控制了人一生的生長發育過程以及生育能力。由於腎是人體精華之氣貯藏的地方，與冬季的陽氣潛藏下降的水行運動趨向一致，所以說通於冬氣的是腎，在五行分類中，把腎歸屬於水行。

冬季如何養生？《素問．四氣調神大論》裡說：「冬三月，此謂閉藏。水冰地坼，無擾乎陽。」冬三月是從立冬開始，經歷小雪、大雪、冬至、小寒、大寒，一直到立春的前一天，三個月，共九十天。這是陽氣內閉潛藏的季節，自然界的陽氣深藏而陰寒之氣很盛，表現為寒風凜冽、江河結冰、地被凍裂。這個季節，就不要擾動潛藏於體內的陽氣了。怎麼才能做到不擾動陽氣呢？

「早臥晚起，必待日光，使志若伏若匿，若有私意，若已有得，去寒就溫，無泄皮膚，使氣亟（屢次，一再）奪，此冬氣之應，養藏之道也。」

為了順應冬季陽氣潛降的趨向，人們就要適當減少在外面的活動，要早睡晚起，等到太陽升起時再起床，才能避免寒氣的侵襲，保持陽氣的內藏。要使自己的思想情緒平靜內斂，好像是有驚喜的隱私、意外的收穫，內心無比恬然愉悅，但又不露聲色。還應當注意躲避寒氣、趨向溫暖，不要使皮膚開泄而出汗，防止陽氣的一再散失。這就是順應冬氣的養生方法、養藏的原則。

有一年初夏，一位三十歲左右的女病人來門診看病，那時人們都只穿一件單衣，她卻穿著厚厚的保暖衣和外套，既怕風又怕冷，而且汗出不止。起因是，在冬天的時候，她因關節痠痛、肌肉拘緊，到一家養生美容中心進行汗蒸，每天一次，連續蒸了兩周，每次都是汗出淋漓。結果關節疼痛、全身拘緊的問題不但沒有明顯好轉，反而遺留下了汗出不止、怕風怕冷的症狀。為什麼會是這樣呢？因為在冬季連續出大汗，擾動了內藏的陽氣，陽氣多次外泄，消耗過大，導致了陽氣虛衰，不能固表。我用溫補腎陽、益氣固表的方法，給她調治了三個月，才逐漸好轉。類似的病人，我後來還遇到過多個。

「逆之則傷腎」，如果**在冬季違背了這個養藏的原則，就會損傷腎臟，使腎主藏精的功能受到影響。人們提倡冬季進補，主要是補腎的陰和陽。**腎陽不足的，會表現為溫煦功能不足，出現畏寒肢冷、腰膝冷痛、五更泄瀉、小便清長、眩暈耳鳴、陽痿早洩、性欲減退、宮寒不孕、白帶清稀、尿少水腫等問題。需要溫補腎陽，當然要在醫生的指導下進行，而食療方面，鹿茸、鹿角膠、鹿肉、羊肉、牛肉、驢肉、蝦子、紅參、杜仲、紫河車等溫性的助陽食物和藥物，都可以選擇。

腎陰不足的，會表現為滋養功能低下，出現頭暈耳鳴、腰膝酸軟、五心煩熱、遺精盜汗、手足發涼、失眠健忘、多夢、精神萎靡、齒搖髮脫、動則氣喘、足跗水腫等問題。除找醫生治療外，食療可選用熟地黃、山萸肉、何首烏、女貞子、枸杞子、玄參、龜板、鱉肉等。

在春季和秋季，要求順應陽氣的外展和內收來養生，在夏季和冬季要求順應陽氣的旺盛和潛降來養生，這就叫順應規律。但當夏季極度炎熱時，還要午睡防暑，冬季極度嚴寒時，還要去寒就溫，這就是**趨利避害的養生原則。春季養陽氣的生發，夏季養陽氣的上升，這就叫「春夏養陽」，因爲這都是陽氣的陽性運動；秋季養陽氣的內收，冬季養陽氣的潛降，這就叫「秋冬養陰」，因爲這都是陽氣的陰性運動。**這就是《素問．四氣調神大論》中「春夏養陽，秋冬養陰」的本義。後世和當代的養生家們對這句話有許多發揮，都可以供養生參考。

長夏如何合理養生

隨著天空的鬥轉星移，地面上春、夏、秋、冬季節的更替，陽氣的生發運動和上升運動、內收運動和下降運動，周而復始地交替變換，於是地面上的氣候有了風、熱、燥、寒的有序變化，植物有了生、長、收、藏的生命節律，動物有了生、長、老、已的生命歷程。《黃帝內經》最初討論這個規律的時候，只有四行，因為只有四季。《素問．四氣調神大論》裡講的就是四氣，而不是五氣，春氣「發陳」，夏氣「蕃秀」，秋氣「容平」，冬氣「閉藏」。可是當四行和陰陽結合起來的時候，人們注意到，陽氣的生發和上升運動屬於陽性運動；陽氣的內收和潛降運動屬於陰性運動。**氣的運動趨向由陽性轉爲陰性的時候，中間肯定會經過平穩的過渡。**這就像我們往空中扔籃球，當籃球升到最高點要轉為下降的時候，會有短暫的停頓一樣。這個過渡時段，**是在夏季的最後十八天，《黃帝內經》中把它叫「長夏」**。

在長夏，陰雨連綿，暑熱未退，秋風未至，人們有什麼感覺呢？氣候悶熱潮濕，就像北京人所說的「桑拿天」。這個時候，植物已經開花結果，果實正在逐漸成熟，動物已經懷孕，胎兒正在逐漸長大，自然界的各種生物處於化育下一代的過程。於是就把「中央」、「長夏」、「濕」、「化」歸為一類。這個時候，陽氣的上升運動和下降運動相均衡，外展運動和內收運動相均衡。陽氣的運動處於相對平穩的狀態，古人用「土」字來代表這種運動狀態，因為土壤如果沒有外力的作用，人們是看不到它的運動的。於是，就有了五行。

人們又意識到，不僅是夏末陽氣的運動是相對平穩的，當陽氣的運動由春季生發轉為夏季上升的時候，由秋季內收轉為冬季潛降的時候，由冬季潛降轉為第二年春季生發的時候，都有一段相對平穩的過渡，分別是在春季、秋季和冬季的最後十八天，於是古人又有了「土旺四季」的認識。

不過，《黃帝內經》裡並沒有直接說「土旺四季」這四個字，《素問・太陰陽明論》裡說：「脾者土也，治中央，常以四時長四藏，各十八日寄治，不得獨主于時也。」意思是說，脾在五行中屬土，處於中央的位置，通常是在春、夏、秋、冬四季來輔助肝、心、肺、腎四臟功能的，在四季中各主管十八天的時間，並不單獨主管一個季節。於是後來的人將這句話總結為「土旺四季」，但這裡四季的「季」字，不是季節的「季」，而是孟、仲、季的「季」，孟、仲、季是對季節早、中、晚的排序，孟春是早春，仲春是春季的中間階段，季春是春季的最後階段。所謂「土旺四季」，是指在春、夏、秋、冬四個季節的最後階段，也就是季春、季夏、季秋、季冬這四個「季」，都是土行占主導地位、主持工作的時候。四個十八天合起來是七十二天，其他四行各主管七十天，五個七十二天，正好是三百六十天，是鬥曆、星曆的一年。但在《黃帝內經》裡只有長夏，沒有長春、長秋、長冬這樣的名稱。因為長夏最能代表土行平穩、穩定的特徵。

我們曾經引用過《黃帝內經》裡的話，「五氣運行，各終期日」、「五運更治，上應天期」，意思是說，陽氣的五種不同運動趨向或者狀態，各自主管的時間，是有固定天數的。這個固定的天數，現在就有了答案，就是七十二天。

說土行居於中央，不是指斗柄的指向，而是指長夏處於一年的中間階段。人體和土行通應的是哪些臟器？其實前面已經有了答案，「脾者土也，治中央」。《素問・六節藏象論》中說脾胃為「倉廩之本……通於土氣」，《藏氣法時論》說「脾主長夏」，都說明脾胃與長夏的土行相通應。食物由胃到腸，一定要通暢下行，這叫胃主降濁。食物的營養物質和水液通過脾吸收以後向上輸送到心肺，通過血液循環輸佈全身，這叫脾主升清。降濁和升清相輔相成、平衡協調，才共同完成了食物的消化吸收過程，才能化生氣血，供應全身應用，所以說脾胃為氣血化生之源，人體後天之本，並把它們比喻為管理糧倉的官員。

長夏是夏季的最後階段，自然界悶熱潮濕，人體陽氣仍然是浮盛於外，而體內的脾胃陽氣相對不足，人們在這個時候又喜好貪涼飲冷，使脾胃負擔更重，於是就造成了嘔吐、腹瀉等脾胃疾病的高發。所以長夏的養生，重點是飲食清淡、易消化，少吃生冷護脾胃。

至此我們就可以明白，五行分類中的東、南、西、北、中五方，春、夏、長夏、秋、冬五季，風、熱、濕、燥、寒五氣，生、長、化、收、藏五化，木、火、土、金、水五行，肝、心、脾、肺、腎五臟等的相配，是「仰觀天象，俯察地理，中知人事」得來的。

五行之間又有什麼關係呢？能不能用五行解釋所有的問題呢？請看下一章。

第九章

看五行生克，掌握養生要領

什麼是五行的相生？什麼是五行的相克？
五行生克關係有什麼規律？
為什麼連《黃帝內經》的解釋也出現了偏差？
為什麼說「地球上的任何一個事物都要受五行這一自然規律的支配」？
「虛則補其母，實則瀉其子」的方法對日常養生保健有什麼用？
如何利用五行相克關係為日常養生保健？

如何解釋五行的生克關係

多年前，幾位美國和加拿大的客人來北京參加一個學術會議，會議結束後，大會組委會安排他們遊覽。他們興致勃勃地遊覽了頤和園、故宮，又來到中山公園，在中山公園五色土的檯子上，他們好奇地問翻譯，那五種顏色的土代表著什麼，翻譯說代表著五行，青色代表木，紅色代表火，黃色代表土，白色代表金，黑色代表水。翻譯畢業於一家著名外語大學，是組委會為了接待這幾位北美客人臨時請來做兼職翻譯的。

翻譯繼續用流暢的英語講著：「中國古人認為大自然是由木頭、火焰、土壤、金屬和水五種材料雜合起來構成的，這叫五行。五行之間，通過生克的調節和控制，保持著平衡和協調。水澆樹木，樹就可以旺盛地生長，這叫水生木；木頭燃燒就會著火，這就是木生火；一切東西經過燃燒後就成了灰土，就叫火生土；金屬礦藏是從土壤裡挖出來的，這叫土生金；鋼鐵一類的金屬在高溫爐裡可以化成鋼水、鐵水，這叫金生水，這就叫五行的相生。五行之間還有相克的關係：金屬做的斧頭可以砍斷木頭，這叫金克木；樹木的根可以深深地紮入土壤，這叫木克土；土築起的堤壩可以阻攔河水，這叫土克水；水可以澆滅火焰，這叫水克火；火可以融化金屬，這叫火克金。」幾個老外都聽傻了，有一位年輕人突然問：「鐵在高溫爐裡融化成鐵水，這叫金生水，用鐵水澆樹，結果會怎樣，還可以生木嗎？」翻譯支支吾吾地說：「你不能那樣機械地來想這個問題……」

其實五行的本義既然不是指具體的材料和物質，五行的生克關係也就不應當用五種材料和具體的東西之間的關係來解釋，而要用陽氣的不同運動趨向之間的關係來解釋。

五行為什麼能夠年復一年地保持著有序的穩定的交替變化？古人考慮到五行之間應當有相互養助和相互制約的關係——相養、相助就是**相生**；相抑制，相制約，就是**相克**。**有相生就不會導致某行的不足，有相克就不會導致某行的太過，從而就建立了五行生克的學說。**

五行相生相剋有什麼規律

生克的次序或者說規律是什麼呢？

西漢董仲舒在《春秋繁露》裡說：「天地之氣，合而為一，分為陰陽，列為四時，判為五行。行者，行也，其行不同，故謂之五行……比相生而間相勝也。」

這句話的前半段，在講陰陽的時候，我已經引用並解釋過。這裡只講後半段，董仲舒的意思是，自然界有了四季，就有了陽氣的五種不同運行趨向或狀態，這就是五行。為什麼叫行，就是因為陽氣的運行趨向不同，所以叫行。

五行之間的生克次序是什麼呢？**比相生**

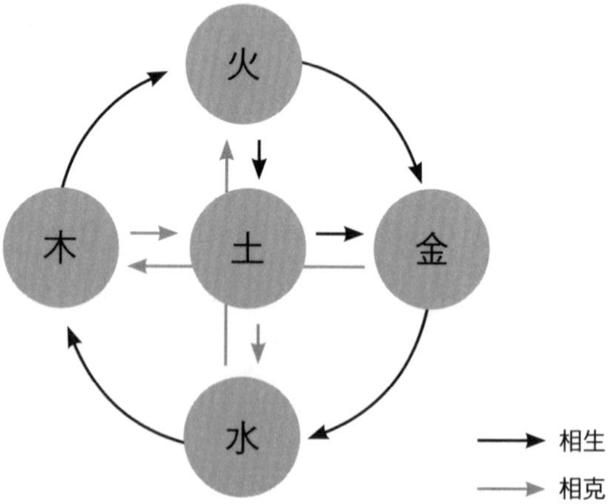

五行生克示意圖

而間相勝。比就是相鄰，間就是相間隔。相鄰的季節相生，相隔的季節相勝，這就是相克。

春季過後是夏季，春季木行的生發疏泄，為夏季火行的上升提供了前提，創造了條件，這叫**「木生火」**。如果今年春季氣溫比平常年份要低，植物的根長得不好，枝葉長得也不好，也就意味著木行生發疏泄不足，就會影響到夏季植物的生長，這叫木行不足，《黃帝內經》中稱作「不及」，就不能很好地養助火行，木不生火，火行就會不足。

秋季金行的內收運動，使植物的種子成熟，果實飽滿，使植物主幹的木質化程度提高，這就為冬季種子、果實、枝條的潛藏過冬提供了前提，創造了條件，這就叫**「金生水」**。如果秋季金行的內收運動不足，種子和果實沒有成熟，營養儲備很少，枝幹木質化程度很低，在冬季就經受不起嚴寒的考驗，就不能很好地潛藏，很容易被凍死。這叫金行不足，或者說金行不及，不能很好地養助水行，金不生水，水行就會不足。

冬季水行的潛降，為種子、果實、枝幹蓄積儲存了能量，這就為下一年春季木行的生發疏泄，使植物更好地生根、發芽，提供了前提，創造了條件，這就是**「水生木」**。如果冬季水行潛藏不足，能量有過多的消耗，甚至已經被凍得半死，顯然就會降低對下一年春季木行生發疏泄支持的力度，導致木行的生發不足，這就是水行虛，水行不及，不能很好地養助木行，水不生木，木行就會不足。

其他以此類推。可見五行之間，是按照季節的次序相生的。春、夏、長夏、秋、冬有序更換，木、火、土、金、水五行依序相生。有相生，就不會導致某行的不足。

但如果某行的運動太過，也會打亂五行間的平衡和協調，這就需要有五行之間相制約的機制，這就是五行的相克。如果春季氣溫較平常年份過高，木行太旺，生發疏泄過頭，《黃帝內經》稱之為「太過」，植物的根長得太瘋，枝條也長得太瘋，到了夏季火行的上升運動也就可能太過，這樣植物的生長就可能失控。為了保證木行的生發疏泄不要過度過頭，就需要有制約的機制，木行的生發疏泄靠什麼來制約？靠金行的內收運動來制約，這就叫**「金克木」**。也就是秋季的金行隔過冬季的水行，制約春季的木行，防止木行太過。這就是董仲舒所說的「間相勝」。

夏季，火行的上升運動太過頭了也不行。有一年夏季，夜裡下雨，白天晴，雨水豐富，陽光充足，這非常利於植物的生長，按理來說，我種的葡萄應當碩果累累。可是我看到枝條和葉子茂盛地瘋長，一串串小葡萄卻紛紛枯萎掉落，我不知道這是怎麼回事，趕快找來園林師傅。師傅說枝葉長瘋了，營養都向枝條頂端輸送了，果實就坐不住了。得趕快把它的「腦袋」剪了，控制它的長勢。這就是用下降的水行來制約上升的火行，把火行的上升運動控制在一定的水準，不要長瘋，不要上升得太過頭，這就叫**「水克火」**。也就是冬季的水行隔過春季的木行，制約夏季的火行，使火行上升不要太過。其他以此類推。

《素問．六微旨大論》裡把這種情況叫作「亢則害，承乃制，制則生化」，意思是說如果某行的運動趨向太過，就會導致禍害，這就需要用能夠克制它的行來制約、控制它。每行都能夠得到制約，使它在正常範圍內運動，這樣才能夠繼續生化萬物。

前文所說的那個兼職翻譯，從五材的角度來解釋五行的生克。其實這個誤解並不是由他開始的，這應當和《素問．寶命全形論》裡所說的一段話有關。這段話說：「木得金而伐，火得水而滅，土得木而達，金得火而缺，水得土而絕。」這是用形而下的器來解釋形而上的道，當然是不能自圓其說的。但它的後面還說，「萬物盡然，不可勝竭」，仍舊希望把這個規律再上升到形而上的道。

爲什麼《黃帝內經》這樣的經典出現了這樣的問題？因爲《黃帝內經》畢竟不是一個人寫的，何況在古代，五材和五行的概念原本也是並存的，個別作者借用了五材之間的關係來比喻五行之間的生克，並希望把這個關係推廣到普遍規律上，是可以理解的。

遺憾的是，這種五行生克原理的解釋普遍流傳，至今竟是積重難返，阻礙了人們對《黃帝內經》裡五行和五行生克本義的理解。

五行是道，是無形的自然規律；五材是器，器皿的器，是有形有質的具體物體。無形的規律可以化生有形的物體，有形的物體可以證驗無形的規律。能用無形的規律來解釋有形物體生、長、化、收、藏和生、長、壯、老、已的生命節律，不能用有形的物體之間的關係來解釋無形的規律之間的聯繫。所以用五種物體或材料之間的關係來解釋五行的生克，就是用形而下的器解釋形而上的道，肯定是不能自圓其說的。這也就是五行和五行生克的理論多年來被人詬病的原因所在。而這樣的解釋，原本就是對《黃帝內經》裡五行本義和五行生克的曲解。

我們看看古代醫學家是怎樣認識五行生克的吧。清代醫學家黃元禦在《四聖心源》裡說：「其相生相剋，皆以氣而不以質也，成質則不能生克矣。」黃氏所說的「氣」，就是指陽氣的運動趨向，「質」則指具體的材料、物質。黃氏進一步說：「相克者，制其太過也。木性發散，斂之以金氣，則木不過散；火性升炎，伏之以水氣，則火不過炎；土性濡濕，疏之以木氣，則土不過濕；金氣收斂，溫之以火氣，則金不過收；水性降潤，滲之以土氣，則水不過潤。皆氣化自然之妙也。」

意思是說，相克就是制約控制，以防止某行太過的意思。木行的特性是發散的，用具有收斂特性的金行來控制它，它就不會過度發散。火行的特性是上升炎上的，用具有下降趨勢的水行來制約它，它就不會過度上炎。土行的特性是濡濕的，用具有發散趨勢的木行來制約它，它就不會過度濡濕。金行的特性是收斂的，用具有溫暖上升趨勢的火行來制約它，它就不會過度收斂。水行的特性是下降潤澤的，摻和以平穩的土行來控制它，它就不會過度沉降潤澤。雖然在有些細節和用詞上與我在前面的解釋有所不同，但精神是一致的，**基本都是從氣的運動趨向之間的制約關係，來認識五行相克的。**

五行有相生，就不至於導致某行的運動趨向不足；五行有相克，就不至於出現某行的運動趨向太過。

生克制化，就使五行之氣由生發到上升，由上升到平穩，由平穩到內收，由內收到下降，由下降到來年的生發，保持了年復一年的有序、協調的交替運動。經過億萬年的演化，化育了萬紫千紅、千姿百態的生命世界。所以，所有的生命都被打上了五行的烙印，這就是「道」，這就是化育生命的自然規律。化育生命的自然條件實際是陰陽之下的進一步細化。

「虛則補其母，實則瀉其子」

《黃帝內經》把五行和臟腑相聯和匹配，於是臟腑之間也就有了生克的關係。相生關係，也叫母子關係。生我者為母，我生者為子，於是在治療疾病的過程中，就有了**「虛則補其母，實則瀉其子」**的方法。這句話見於《難經》，《難經》是一部古代醫籍。「虛」是指正氣不足，這在《黃帝內經》裡稱作「精氣奪則虛」。「實」是指導致疾病的邪氣盛，這在《黃帝內經》裡稱作「邪氣盛則實」。正氣是指人體的生理活動能力、抗病能力和得病以後的康復能力。邪氣是指所有的致病因素，比如外來的風、寒、暑、濕、燥、火，內生的風、寒、濕、燥、熱，臟腑功能失調所產生的痰飲、水濕、瘀血、食積等，都叫邪氣。

我在臨床上經常遇到一些年輕女孩，下頜部和嘴周圍痤瘡反復發作，遷延不癒，月經錯後，經量很少，經常腰痠腿痠，煩躁易怒。中醫辨證為腎陰不足，肝血虛虧，虛火上炎。治療採用補腎陰、養肝血、引火歸元的方法。為了加強補腎陰的效果，還要加用補肺陰的藥，因為腎屬水，肺屬金，金生水，肺為腎之母。在這裡補肺陰，就是依據「虛則補其母」的原則，也叫**金水相生法**。

肺結核的病人，咳嗽咯血、消瘦氣短、五心煩熱、潮熱盜汗、兩顴發紅、舌紅口乾，這是一派肺陰虛的症狀。中醫治療必然要養肺陰、清虛熱。可是一定還要配用補脾胃、調脾胃的藥物，脾胃屬土，肺屬金，土生金，土為金之母，治療肺病虛證兼用補脾胃、調脾胃的藥物，叫作**培土生金法**，這樣才能提高療效。

肝陰、肝血不足，不能制約肝陽、肝火，人出現眼睛乾澀、頭暈目眩、脅痛隱隱、急躁易怒、血壓升高的症狀，在養肝陰、養肝血、清肝火的基礎上，配用養腎陰的藥，就可以提高療效，這叫**滋水涵木法**。就是用補腎陰的方法來協助肝陰，達到制約肝火肝陽的作用。這也是「虛則補其母」。

有沒有「實則瀉其子」的治法呢？有。一位老朋友打電話對我說，他的小兒子是搞電腦電器修理的，最近又辭職了，讓我幫忙留意找一份工作。後來，我偶然遇到某企業老總，說他單位電腦中心缺少維修人員，我提起了老朋友的兒子，這位老總很高興想見見面。當我把這個消息打電話告訴這個年輕人的時候，他說：「郝叔，我不去應聘，我現在在家裡幫人修電腦，每個月就可以有四萬元的收入。」我聽了很高興，這真是長江後浪推前浪，一代更比一代強。於是就打電話給老朋友說：「您兒子在家幫人修電腦，每月可以有四萬元的收入，您不用擔心他。」電話那頭足足沉默了一分鐘，傳過來一句話：「他又犯病了。」我這才意識到，他兒子患有躁狂症。

躁狂症和抑鬱症的表現正好相反，發作的時候情緒高漲，盲目樂觀，喜不自勝，思維敏捷，動作迅速，語言流暢，睡眠減少，精力充沛，自我感覺特好，但煩躁易怒，常發脾氣。可能有人會說，這不是一個牛人、強者嗎？其實這是一種病態，只是他在這個階段自我感覺良好，目空一切，仔細聽他說的話，常有吹牛撒謊、自高自大的現象。這個小夥子說在家幫人修電器，月收入四萬元，是吹牛撒謊、誇大事實。真的工作起來卻沒有毅力，注意力集中不了，工作效率低，所以連續辭去幾個單位的工作。

過了幾天，老朋友帶他小兒子來找我看病。我辨證為肝鬱化火，痰熱內擾，用了疏肝、清肝、化痰、降火的藥，並加用清心、寧神的藥。他服藥後症狀逐漸改善。原本是肝鬱化火，痰熱內擾，在瀉肝化痰的同時，為什麼要加用清瀉心火的藥？因為肝屬木，心屬火，木生火，心為肝之子。在瀉肝膽鬱火的同時，配用瀉心火的藥物，就叫「實則瀉其子」，可以提高療效。

地球上任何事物，都受五行規律的支配

我們已經注意到，自然界的一草一木處處都有陰陽的烙印——任何一片植物的葉子都有陰陽兩面。五行的烙印同樣是無處不有、無處不在的——樹木的年輪，就是五行打上的烙印。春季以木行的生發為主導，於是在春季生長的樹木的細胞開始變大；夏季以火行的上升為主導，夏季生長的樹的細胞變得最大，秋季以金行的內收為主導，秋季生長的樹木細胞開始變小；冬季生長的樹木細胞就變得更小，甚至沒有新生細胞的生長。細胞大的時候，密度低，顏色淺；細胞小的時候，密度大，顏色深，這樣就留下了四季的季輪，季輪疊加起來，就是一圈年輪。

豈止樹木上有年輪，大魚的鱗片上也有年輪，烏龜的貝殼上同樣有年輪。我們吃過黃魚，黃魚的頭頸部有兩塊硬硬的骨頭，這就是耳石。有這個特徵的魚，都屬於石首魚科。有人研究石首魚那兩塊堅硬的耳石，用電子顯微鏡觀察發現，不僅有年輪、季輪、月輪，還有日輪。如果這條魚在某一天遇到的是風平浪靜的環境，食物豐富，吃得飽，夥伴多，玩得高興，它的日輪就是寬寬的、亮亮的；如果某一天遇到的是狂風惡浪的環境，沒有食物，它又漂落到一個孤苦伶仃的海

灣，沒有朋友，緊張、焦慮、孤獨、恐懼、饑餓，結果這一天的日輪就是黑黑的、窄窄的一條線。根據這條魚頭部那兩塊耳石的日輪，就可以把這條魚一生所在海域的「氣象日記」重寫出來，這真是歲月留痕啊！

在人的一生中，不可能都是一帆風順，不管我們在生活和工作中遇到什麼樣的艱難困苦，我們都要保持一種淡定的心態，理智地面對，用我們的智慧去化解和克服一切，把一切困苦看成是對我們心智的考驗、對我們身心的歷練，在我們生命的進程中，每天留下的都讓它是一條條寬寬亮亮的光明記錄，而不是一條條窄窄黑黑的苦難痕跡。

有一次在新加坡，有人問我：「老師，我們這裡靠近赤道，沒有分明的四季，所以也就沒有五行吧？」我說：「你們這裡的樹木有年輪嗎？」「有呀！」我說：「有年輪就有五行，甚至連南極洲的冰層都有年輪，都有五行的烙印，你們這裡怎麼可能沒有五行呢？**地球上的任何事物，都要受五行這一自然規律的支配。**」

但我要說明的是，自然界五行之氣能有序交替、穩定運行，根本原因並不在於五行之間存在著生克制化的關係，而在於太陽光照和熱輻射的相對穩定，在於地球繞太陽公轉時，與太陽的距離和地面的溫度週期性變化的相對穩定。所以在**研究自然規律時，如果強調生克制化關係，是自然界五行之氣不亢不衰的內在原因，顯然是沒有抓住問題的本質。**但是在研究一個具體生命體內部氣機的運動關係時，比如研究人的臟腑之間的生理病理關係時，五行的生克制化關係則是有用處的。

如何利用五行相克的原理來養生

上面幾個例子，是從五行相生的角度來確立的治療原則。也有不少治病的策略和思路，是從五行相克的角度出發的。

中醫在治療肝膽病的時候，一定要注意調補、保護脾胃。《難經》和《金匱要略》都有類似的說法——「見肝之病，知肝傳脾，當先實脾」。肝膽屬木，脾胃屬土，木是克土的，肝膽的病也最容易影響脾胃的功能，肝炎、膽囊炎、膽道結石發作，都會出現嘔吐和拉肚子。見到肝膽病以後，就可以預知它最容易影響脾胃的功能，所以在治療肝病的同時一定要配合健脾和胃的藥。一位外地來看病的老先生，患有肝內膽管多發性泥沙樣結石，每月總要高熱發作兩三次，伴有嘔吐和拉肚子，每次必須到醫院打點滴治療七八天。就這樣連續兩年，人很虛弱和消瘦。當地醫生說，只有換肝臟才可以有效。我給他開了兩張方子：一張是急性發作的時候，用於疏肝利膽、蕩滌瘀結、排石退熱的；一張是平常沒有急性發作的時候，用於疏肝利膽、和胃健脾，調整肝膽脾胃功能的。取藥後，他第一次發作時，照第一張方子服用了三劑，其後用第二張方子，居然三個月沒有急性發作。後來的一次發作，程度和持續時間也大大減輕，沒有到醫院打點滴，發熱就退了。此後近一年，他再也沒有出現急性發作，體重和體力隨著也都增加了。

這是**從肝膽病的角度來看，治療肝膽的疾病時，不要忘了保護脾胃。如果從脾胃疾病的角度來看，治療脾胃的疾病時，又不要忘了疏理肝膽。**慢性腸胃炎的病人，中醫稱之為脾胃疾病。病人生氣或者情緒波動後，就會出現噁心、嘔吐、噯氣（打嗝）或者拉肚子，這種脾胃病，是肝膽之木與脾胃之土相克太過造成的。這其中又要具體情況具體分析，可能是肝膽之氣太旺，欺負了脾胃；也可能是脾胃之氣太虛，被肝膽所欺負；還可能是肝膽旺、脾胃虛同時存在。這些都可能造成相克太過。**相克太過，以上欺下，這又叫相乘。**這個時候，就要瀉肝膽、補脾胃，也叫扶土抑木。當然要看具體情況：如果肝膽太旺，就叫木旺乘土，治療就以瀉肝膽為主；如果脾胃太虛，就叫土虛木乘，就以補脾胃為主；如果肝膽旺和脾胃虛同時存在，瀉肝膽、補脾胃就要同時進行。**由這個思路建立起來的治療法則，有疏肝健脾法、平肝和胃法、調和肝脾法、利膽和胃法等。**

有沒有以下犯上的現象存在呢？當然有，這叫反克，反克就是以下犯上，這種情況也叫相侮。比如金本應克木，可是當肺氣太虛，肝火太旺的時候，就可能會出現反克，這叫**木火刑金**，或者**木旺侮金**。

宋朝的時候，宋徽宗有個受寵的妃子得了咳嗽，咳嗽劇烈，連覺都睡不著，臉面腫得像盤子一樣。皇帝下詔讓李防禦給他的愛妃治療。防禦原是官名，是防禦使的簡稱，後來逐漸成為對士紳，也就是有錢人或者知識份子的尊稱，和員外、朝奉這樣的稱謂相類似。所以我在這裡把李防禦稱作李先生，而不稱李太醫或者李御醫。宋徽宗還要求李先生簽下「霸王條款」，如果他開的藥在三日之內沒有效果，就要把他殺掉。李先生把該用的方法都用了，還是沒看到效果，他真的感到已經無計可施了，於是和他的妻子面對面流淚，擔憂命將不保。

就在這時候，忽然聽見院牆外傳來一聲吆喝：「賣咳嗽藥嘍！一文錢一帖，吃了當晚就能睡覺了！」李先生趕緊讓家人到外面買了十帖，回來一看，藥是淡淡的藍綠色的粉末，並不知道是什麼成分。李先生擔心藥性猛烈，皇妃如果經受不住出現拉肚子，那就糟糕了。於是就把三帖合在一起，自己先試著一次喝下。喝過之後，並沒有出現他擔心的不良反應，就放心地把三帖合為一帖，帶到皇宮裡給那個妃子服用，囑咐這一帖藥分作兩次服下。當天晚上，皇妃的咳嗽就停止了，到第二天早上，臉上的水腫也消了。皇帝十分高興，賞賜給李先生不少金銀財寶、絲綢錦緞。

李先生突然想到，病人的病是好了，但是萬一皇帝問開的什麼方子，自己不能回答，那不是很糟糕的事情嗎？於是趕緊讓自己的家人到外面找那個賣藥的人，找到後請他到家裡喝酒，並表示願意用一百兩銀子買他的配方。賣藥的人說：「方子不複雜，就是用海蚌粉放在新瓦上炒得通紅，再拌上一點青黛而已。」「請問這個方子是哪位高人傳授給你的啊？」賣藥的人說：「我年輕的時候當過兵，年紀大了，自然就要退伍。我的主帥看我沒有家室子女，就傳給我這麼一個方子，也很容易製作，我就靠著賣它來掙錢糊口，度過餘生。」於是李先生出錢，妥善安置了這位賣藥的老人，使他能夠安度晚年。

這個方子就是**黛蛤散**。黛是青黛，有瀉肝經實火、散肝經火鬱的功效。蛤是海蛤殼，也有人叫它海蚌，有清熱化痰、軟堅散結的功效。為什麼治這位皇妃的咳嗽，用黛蛤散有效？因為這位皇妃的咳嗽是由於肝火犯肺引起的。她雖然是皇帝的寵妃，但後宮爭寵的勾心鬥角從來就沒有停止過，皇妃自然會有肝氣鬱結、氣鬱化火的問題。本來應當是金克木的，現在肝火太盛，以下犯上，反克肺金，就變成了木旺侮金，也叫木火刑金，於是就導致了咳嗽不止。如果只是從肺來治療，常常療效不好。這個時候用青黛清瀉肝火，用海蛤殼化痰，叫作佐金平木。就是輔助肺的收斂，制約肝氣的過度散發，使咳嗽得以痊癒。

在五行相克中，水是克火的，水行以下降運動來制約火行的上升運動，使火行的上升運動不要太過。看起來上升和下降是對立的，水與火是相互不容的。實際上健康的人體，是水火既濟，心腎交泰的。健康人的心火，就是心陽，要下交於腎，助腎陽以溫暖腎水，使腎水不寒。腎水，就是腎陰，要上奉於心，助心陰以制約心陽，使心火不亢。這就叫水火既濟，心腎相交。處於這種狀態的人，白天精力充沛，夜間睡眠香甜，覺醒和睡眠交替，興奮和抑制交替，和大自然的晝夜交替規律同步，這就是健康人的特徵之一。一旦腎陰腎水虛虧，或者心陽心火過亢，就可能出現「心煩不得臥」，越煩越睡不著覺，越睡不著覺越煩，這就叫心腎不交，火水未既。治療就要瀉心火補腎水，在中醫還把這個治法叫「瀉南補北」。講到這裡，我想大家就可能會問：這裡的南和北代表的是什麼？這裡的南北顯然是根據五行的分類，用南代表心火，用北代表腎水。

可見五行相克，在中醫辨證論治中，也是經常用到的理論。

我們在講養生要養心的時候，提到**以情勝情法，是用於調節情志的，也是從五行相克來思考和處理問題的**。當時我們引用了《黃帝內經》裡所說的「怒勝思、思勝恐、恐勝喜、喜勝悲、悲勝怒」，這個思路也是根據五行相克和五臟與情感相關的理論來分析和應用的。

臨床上依據五行生克的規律確定治療方法有一定的實用價值。但是，我要說明，**並不是所有疾病的治療都能遵循這一規律，所以不能機械地生搬硬套五行的生克循環。**也就是說，在臨床上既要正確理解掌握五行生克的規律，又要根據具體病情進行辨證論治。

五行是指氣的升降出入運動趨向，是控制一切生物生長化收藏、生長壯老已過程的自然規律，是古人通過觀察自然現象得出來的自然科學結論。雖然在中醫學的方方面面得到應用，但事物的複雜性遠遠不是只憑五項大的分類和五大類之間的生克關係就可以解釋得盡善盡美的。臟腑之間更複雜的關係，直到今天我們人類對它的瞭解還是十分局限和膚淺的。因此，我們**千萬不要把五行教條化。**

在五行分類中，五行把東南西北中五方、青赤黃白黑五色、酸苦甘辛鹹五味，分別歸屬於五大系統，把臟腑和皮肉筋骨脈五體、目舌口鼻耳五官、淚汗涎涕唾五液也分別歸屬於五行，這樣歸類的原理是什麼？在養生保健中有沒有實際意義呢？請看下一章。

第十章

談五行搭配，看養生啟示

五行和方位、方向究竟有什麼聯繫？為什麼說離開北半球就不見得正確？

如何利用五行與方位、方向的聯繫來養生保健？

為什麼「心病者，面南練功；腎病者，面北練功；肝病者，面東練功；肺病者，面西練功」這種說法沒有實用價值？

五行與五色有什麼聯繫？大家容易有什麼錯誤理解？

五行配五味究竟是怎麼來的？對養生保健有什麼啟發？

腎與生命的關係是怎樣的？

為什麼說不能教條化地把五行運用於養生保健？

五行和方位、方向究竟有什麼聯繫

《黃帝內經》運用「仰觀天文，俯察地理，中知人事」的觀察方法，按照四季陽氣運動趨向的變化分為五行，並進而把自然界的許多事物和人體的組織器官分了五大類，這種分類影響到了中華傳統文化的方方面面。這些分類有什麼實用價值？我們今天應當怎樣評價？想說清楚這些問題，確實很困難。

先談談五行和方位、方向的問題。我們清楚地知道，決定五行有序交替運行的根本原因，在於太陽光照和熱輻射的穩定性、地球繞太陽公轉的穩定性，致使地面上四季溫度變化的有序性，並不在於北斗七星的指向。北斗七星的指向，只不過是處於北半球的華夏先人觀察天象的參照物罷了。到了南半球，同樣也有春、夏、秋、冬四季，也有植物生、長、化、收、藏的生命節律，也有木、火、土、金、水五行的有序運行。而南半球的季節和北半球相反，澳大利亞、南美的春、夏、秋、冬，是中國的秋、冬、春、夏，如果按照北斗七星的指向來說，那裡春、夏、秋、冬分別和西北東南相對應，顯然我們不能把五行和方位的搭配看成是僵化的放之四海而皆準的真理。也就是說**五行和五方的歸屬，是中國地域文化的產物。離開**

這個地區，離開北半球就不見得正確。

據說有人解釋，中國皇帝的金鑾殿和寶座為什麼坐北朝南呢？因為皇帝老婆多，要保腎，腎是屬水的，水對應的是北方，所以要背北面南。其實，中國皇帝的金鑾殿和寶座坐北朝南，一是因為太陽在南面的天空，二是因為中國主要山川河流是東西走向，寒流冷風主要從北方的西伯利亞吹來。**朝南的建築既向陽又背風，利於人體的健康，並不是爲了保腎。**面向陽光，還寓有正大光明的意思，叫作「正房」。

因此，人們在建築的設計上和在陰宅的定位上，都要認真測量確定方位，這是與中國特定的地域、地形（包括山川河流）和氣流的走向有關的，也就是和風水相關的，和五行分類中的五方與五臟的搭配已經沒有關係。

在南半球，正房就要坐南朝北了，因為太陽在北邊，背南面北為正房，面朝北方是面向光明，你不能就此認為，南半球的人是為了保心，蓋房子才背南面北的。

即使是在中國，正房和廟宇的朝向也並不一定都朝南。寧夏賀蘭山東麓所有的正房和廟宇都背西面東，因為賀蘭山在寧夏境內是南北走向的，東面穿過開闊的平地就是黃河，黃河在這裡也是南北走向，太陽一升出地平線，就可以照到賀蘭山的東麓，但是一過中午，太陽就被山峰擋住了。而那裡寒流冷風主要從西北而來，正房和廟宇朝東，還是為了更好地向陽背風。這些都和五行、五方、五臟的搭配沒有關係，你不能說那裡的人是為了保肺才坐西朝東蓋房子。

有些古代的養生書上說：「心病者，面南練功；腎病者，面北練功；肝病者，面東練功；肺病者，面西練功。」這種說法其實也沒有實用價值。練功或運動，只要選擇一個背風向陽的地方就可以了，沒有必要如此教條。

五行和五氣的關係放之四海而皆準嗎

再談談五行和五氣的問題。五氣就是風、熱、濕、燥、寒五種不同的氣候，其中涉及溫度和濕度。**五行的交替變化，主要取決於地面溫度的變化，而濕度的變化，對氣的運動趨向影響並不大。**

中國北方在秋季的時候，氣候涼爽而乾燥，溫度和濕度都降低了，陽氣內收了，所以把燥歸屬於金行。在歐洲，由於受北大西洋暖濕氣流和西風的影響，常是秋雨綿綿，氣候並不乾燥，但植物的根鬚和枝葉依然要乾枯脫落，營養依然要向主幹、種子與果實中內收和儲藏，巴黎戴高樂機場的兔子依然是秋季最肥壯，這說明在秋季陽氣的運動依然是以內收為主，依然是金行當令。**可見把燥歸屬於金行，是中國中原地域文化的特色之一，不是放之四海而皆準的真理。**

知道五行配五色的由來，靈活運用巧養生

古人認為，既然大自然有了陰陽和五行，才化生了萬物，於是把萬物按照陰陽和五行來分類，也就成了順理成章的事情。於是就把五色、五音、五味、五菜、五果、五穀、五畜，當然還有五臟、五腑等，分別和五行相配。這種分類有沒有道理和實用價值，也是一個很難回答的問題。

關於五行和五色的對應，一般的解釋是，樹木色綠，火焰色紅，土壤色黃，金屬色白，水色黑，這就是五色和五行相配的原因。我認為不應當是這樣的原因。東北有黑土地，南方有紅土地，金屬還有黃金，並不是都白，又有誰見過黑色的水？這種從五材的顏色角度來談五色的五行歸類，是以形而下的器來解釋形而上

的道，是難以自圓其說的。

顏色是光線照在物體上，物體表面所反射出的不同波長的電磁波在人類視覺器官上的反應，這種不同波長的電磁波對人類氣的運動有沒有影響？比較明確的是，**某種顏色大面積渲染的時候，可以影響人的氣的運行，從而就會對人的心理和情緒產生一定影響，這才是五色歸五行的依據。**

有人從量子力學的角度，解釋不同顏色對人體氣的運行的影響，這是值得進一步研究的課題。

青色就是綠色、藍色系列，利於氣的外展疏泄。

一位企業老總，由於公司的經營出現了重大問題，面臨著可能破產的困境，他非常焦慮和鬱悶，一個多星期幾乎徹夜難眠，飲食不下，重度乏力，臥床難起，只能喝一點湯水。

我說：「你創辦這個企業多少年了？」他說：「八年了。」

「你最初創辦這個企業的時候，是坐著賓士車去辦理手續的嗎？」因為他是坐著賓士車來門診找我看病的，所以我這麼問。他說是騎著自行車去申辦各種手續的。

我說：「即使這個企業倒閉了，你還會回到騎自行車去辦手續的地步嗎？」

他說：「當然不會！」

「既然這樣，你焦慮什麼，從這次企業的問題中吸取教訓，從頭再來不就可以了嗎？」

他愣了一會兒說：「可是我現在身體成了這個樣子，已經沒有八年前的心力和勇氣了呀！」

我說：「給你一個建議，開上車，帶上帳篷、糧食和炊具，到內蒙古草原上住上十天，回來找我。」

他帶著家人和下屬，開了幾輛車，去了內蒙古大草原，十多天後，他來門診找我，就像換了一個人。他說，當他來到了內蒙古呼倫貝爾大草原，走下車，看到一望無際的綠色草地，在遙遠的地平線上，和藍天白雲相接，立刻感到身體好像卸下了千斤重擔，滿腦子亂如麻團的愁緒似乎凝固了，再也不能翻騰起波瀾了，腦子漸漸冷靜了下來，許久許久，

他突然高舉雙臂，大喊一聲：「大草原！我來了！」向前猛跑了幾步，雙腿一軟，摔倒在草地上，滿腔的煩惱、委屈、悔恨、焦慮、鬱悶等極其複雜的、難以說清楚的心情，全變成淚水湧了出來……就這樣，他在草原上住了一周，心情和食欲逐漸好轉，體力逐漸增加，到後來，不用安眠藥也可以睡著覺了，最後一兩天，睡在帳篷裡，沒有人叫幾乎就醒不了。

為什麼會是這樣？**因爲綠色、藍色，也就是青色，利於人體的氣的外展疏泄，**

使人的精神得到了放鬆，鬱悶得到了宣洩，焦慮得到了緩解，心情寧靜了，失眠的問題解決了，體力也就逐漸恢復了。古人根據在青色大面積渲染的環境中的身體感受和心理體驗，就把青色歸屬於木行。但疏泄過頭了也不行。一個女孩乘輪船從天津塘沽到韓國仁川，她一直坐在甲板上欣賞著大海藍天的美景，看著船尾海鷗的追逐，心情十分爽快。不知道過了多久，船尾的海鷗沒有了，其他旅客也都回到了船艙裡，巨大的甲板上只有她一個人，她望著海天一色空寂，突然間，似乎分不清楚上下、前後、左右，頓時有一種莫名的恐懼襲上心頭，心率突然加快，全身發軟，冷汗自出，她幾乎是爬一樣回到了船艙裡的臥室，過了半個多小時，心情才慢慢地平靜下來。回國後她擔心自己得了驚恐症，跑來問我：「為什麼會有這樣的感覺？」我說：「這樣海天一色的環境，使你的氣疏泄過頭了，收不住了，於是你的防衛能力就下降了，自然就會產生一種恐懼不安的感覺。」

紅色利於氣的上升，使人興奮。那些特別偏愛紅色服飾的人，一般都是氣虛的、血壓偏低的、精力不足的人，或者老年人，他們會本能地選擇紅色系列的服飾，以提高自己陽氣的上升能力。年輕夫婦的臥室裝飾成淡粉色，有利於提高性興奮的程度。但精神分裂症、狂躁型的病人，如果處於大面積紅色渲染的氣氛中，會引發狂躁的發作。有人就曾經做過這樣的實驗：把精神分裂症病人房間的牆壁上貼滿紅紙，不久就誘發了狂躁發作，用了平時兩倍劑量的鎮靜藥，才使病人的情緒安定下來。人們根據類似身體感受和心理體驗，就把紅色歸屬於上升的火行。

白色利於陽氣的內收，利於人們冷靜地思考和內省。教室、圖書館、會議室和一般家庭，都把牆壁塗成白色，使人能冷靜地學習。人們根據類似身體感受和心理體驗，就把白色歸屬於內收的金行。**黑色利於陽氣的下降，利於人的入靜和安眠。**晚上睡覺的時候，把窗簾拉上、燈關掉，房間所有的物體沒有光源的照射，漆黑一片，人的陽氣潛藏下降，很快入睡了。人們根據類似身體體驗和心理感受，就把黑色歸屬於下降的水行。

佈置靈堂為什麼只用黑白二色？因為這兩種顏色利於人體陽氣的內收和下降，使在場的人能夠靜下心來，追思逝者給人們留下的精神財富。這樣的場合，絕不能用使氣疏泄的藍綠色和使氣上升的紅色。

黃色利於氣的穩定，給人以平穩莊重的心理感受。人們根據類似身體感受和心理體驗，就把黃色歸屬於平穩的土行。中國古代帝王選用黃色為皇家主色，寓有江山穩固的意思。

古代人類是利用自身的眼、耳、鼻、舌、身、意來研究大自然和人體的，對外環境色彩的感覺，比現代人要敏感、敏銳得多。因此我認為，五色和五行歸類的內在原因，是從顏色大面積渲染的時候，是從人的身心感受角度來歸類的，而不是從五材顏色的角度來歸類的。

根據這個道理，你可以按照自己的體質的弱點來選擇衣著家居的色彩。比如脾胃虛弱的，多用黃色系列；心陽不足者，多用紅色系列；腎氣不足的，多用黑色系列；肝氣不舒的，多用藍綠色就是青色系列；肺氣虛的，多用白色系列。

我想強調的是，**顏色只有大面積渲染的時候，才能對人的身心以及氣的運行發生微小的作用，而不是一粒小小的種子、果實或者一片小小的葉子的顏色不同，就會產生不同的作用和功效。**

如果把動植物的食用和藥用功效教條地用顏色來解釋，往往不符合實際。如果教條地說「紅色入心，黑色入腎，白色入肺，黃色入脾，綠色入肝」是有問題的，事實並不一定是這樣。

大棗色紅，不入心，而入脾。枸杞子色紅，也不入心而入肝、脾。綠豆色綠，並不入肝，卻入心、胃；寒水石色白，不入肺，卻入胃和腎；蓮子心色綠，不入肝，卻入心；珍珠色白，不入肺，而入心、肝；黑大豆色黑，雖然入腎，但也入脾；黑芝麻色黑，是入腎，但還入肝、脾、肺，白芝麻和黑芝麻的功效和歸經接近，並不因為色白就有歸經和功效的顯著差異。

藥物和食物的作用，如果按照五行配五色的規律來教條劃分，那就麻煩了：西瓜皮綠、瓤紅、子黑，應當歸什麼經？馬齒莧是治療痢疾很有效果的食療藥，它的根是白的、莖是紅的、葉是綠的、花是黃的、籽是黑的，五色俱全，所以又有五行菜的別稱，你說該歸什麼經？

因此，**我們既應當知道五行配五色的由來，還應當知道事物的複雜性和多樣性，中藥和食物的歸經和功效是從臨床實踐檢驗中總結出來的，並不是以它表面的顏色來決定的。**

五行配五味對養生保健有什麼啟示

五行和五味有什麼聯繫呢？

五味是指酸、苦、甘、辛、鹹，現在一般根據《素問．陰陽應象大論》等的說法，酸、苦、甘、辛、鹹分別和木、火、土、金、水相配，進而認為：酸為木之味，酸入肝；苦為火之味，苦入心；甘為土之味，甘入脾；辛為金之味，辛入肺；鹹為水之味，鹹入腎。

以往人們常解釋說，樹木的果實多酸，火燒過的食物變苦，土地化生的食物多甘，金屬的味道多辛，水的味道多鹹。**這種說法顯然是牽強的。**

誰能嘗出金屬是什麼味道？水中如果沒有鹽，誰能嘗出鹹味？廣博的大地化生了萬物，萬物五味俱全，怎麼能只強調甘味？樹上的果實也是五味俱全，為什麼單單強調酸？而且中藥藥理作用的規律是，酸味的藥物多有收斂的作用，苦味的藥物多有降泄的效果，辛味的藥物多有開散的功能，鹹味的藥物多有潤降的作用，甘味的藥物則有甘緩平補的效用。如果按照氣的運動趨向來分類，辛主宣散，應當屬木；鹹、苦主降，應當屬水；酸主收斂，應當屬金；甘味平緩，應當屬土。我這個說法，除了甘味屬土與《黃帝內經》的說法一致以外，其他都不一致。

五味配五行究竟是怎麼來的呢？我認為，有可能和大量的臨床觀察發現有關。**口味的變化常常是內臟功能失調的反應，口鹹的多爲腎水上泛，口甜的多是脾胃濕熱，口辣的基本見於肺熱，口酸的多是肝熱犯胃，口苦可見於心火旺盛，當然肝膽以及胃火偏盛也會口苦。**或許酸苦甘辛鹹分別和肝心脾肺腎、木火土金水相配的說法，與這種臨床觀察有關。

實際上《黃帝內經》強調的是，**五味中的每味都可以入任何一臟，每臟都可以接受五味，並利用辨證選味的方法來調節臟器的功能。**《素問．藏氣法時論》裡說，「肝欲散，急食辛以散之，用辛補之，酸瀉之」、「肝苦急，急食甘以緩之」。肝的生理特性是主外展疏泄的，這就叫肝欲散，所以就要用辛味的食物或藥物來助它的疏散、疏泄，疏肝解鬱的藥物如柴胡、香櫞、青皮、香附等都有辛味，在歸經上都入肝。我們平時吃飯，有人特別喜歡吃辛辣的東西，吃完了感到很爽，身體輕鬆了、心情舒暢了、食欲增加了，這就是疏通了肝氣，進一步疏泄了全身氣機的緣故，你能說辛味不入肝？從這個角度來說，辛味可以助肝的疏泄，順應了肝的生理功能，這就是補肝。所以說，「肝欲散，急食辛以散之，用辛補之」。

但是，如果肝疏泄過頭了怎麼辦？就要用酸收的藥物或食物來抑制它的過度疏泄，比如烏梅、山萸肉都味酸，入肝，可以制約肝的過度疏泄，這就叫用「酸瀉之」。《黃帝內經》中把肝比作將軍，肝在志為怒，肝氣特別容易急暴，這就造成了人容易發怒，發怒反過來也會損傷肝的本身，被自我戕害所苦所累，這就是「肝苦急」的意思。所以應當食用甘味的食物和藥物來柔緩肝氣的急暴，以柔制剛。可見酸、辛、甘等，都可以入肝，其他臟器同樣也都接受五味。

由此可知，**《黃帝內經》並沒有教條地局限在酸苦甘辛鹹分別與木火土金水、肝心脾肺腎相配的圈子裡，而是辨證應用五味的。**

還要注意的是，**中藥中所說的味，有時候並不是我們品嘗後味覺器官所感受的實際味道，而是根據藥物的功能反推出來的味。**比如，某藥有發散解表的作用，就說它味辛；某藥有固表止汗的作用，就說它味酸。

我想強調的是，天有四時五行，以生、長、收、藏，這是化育生命的自然規律、自然條件。一旦在陰陽中又有陰陽，五行中又有五行的複雜演變過程中，化生了千姿百態的生命世界以後，**要把極其複雜的生命重新還原，用簡單的五行進行分類，必然會存在牽強附會的現象，五菜、五果、五穀、五畜等的五行歸類配屬，也存在著同樣的問題。**依我看，穀肉果菜都可以入任何一臟，就像五味皆可入任何一臟一樣。我們不應當把這些分類僵化和教條化。

《靈樞．陰陽二十五人》中說：「天地之間，六合之內，不離於五，人也應之。」正是由於在天地之間不離於五的思想指導下，《黃帝內經》把人體的五臟、五腑、五體、五官、五液也聯繫在一起，但並不是從陽氣的運動趨向這個角度來關聯，而是從組織器官之間的生理、病理關係的角度來關聯的，而這些聯繫對養生保健和疾病的治療有著重要的指導意義。

從「美人魚女孩」說說腎與生命的關係

多年前，在美國東北部緬因州，有一個患有罕見的「美人魚綜合症」的嬰兒降生，她生下來兩條腿就粘連在一起，兩隻腳的骨骼融合在一塊兒。父母給她起的名字叫夏伊洛．皮平。經醫院檢查發現，她沒有膀胱和尿道，沒有子宮和陰道，也沒有直腸和肛門，只有一個殘缺不全的大約四分之一的左腎。因為有一個殘缺不全的卵巢，所以才判斷她是一個女孩。醫生預計她最多只能存活兩三天，但是她的父母沒有放棄。為儘量延長她的生命，父母帶她去接受各種治療，到七歲多的時候，她已經經歷了不下一百五十次手術，包括重建內臟器官手術和兩個腎臟移植手術，而且每天還要服用大量的藥物，包括許多與生長發育有關的激素類藥物。這個小女孩一直堅持與病魔鬥爭，並且每天坐著小滑車去上學。在學校裡，老師和學生們都非常喜歡她，她的頑強堅毅、樂觀開朗，成為許多孩子學習的榜樣，甚至成為許多孩子崇拜的偶像。她用自己的頑強，打破了醫生關於她只能存活兩三天的預言。夏伊洛．皮平在堅強樂觀地生存了十年後，在二〇一〇年十月二十三日，因肺部感染去世了。網路上有夏伊洛．皮平活著時候的視頻，而且還有人把解說做了中文配音。

這個女孩腎發育不全，結果就出現了子宮、陰道、卵巢、膀胱、尿道以及結腸和肛門的發育不全，出現了下肢骨骼的畸形融合。我就聯想到，《黃帝內經》所說的腎「開竅于二陰」、「腎主生長發育和生殖」、「腎主骨」。

東漢劉熙的《釋名》說：「腎，引也，引水以灌諸脈也。」在古代，「腎」和「引」這兩個字的讀音是相近的。《釋名》有個特點，就是同音相諧，從音求義，音近義通，用聲音相同相近的字，來解釋字義。

爲什麼叫「腎」呢？腎，就是能引水液灌溉人體全身的血脈和經脈的意思。腎不僅僅是把尿液輸送到膀胱，還可以把一部分原尿重新利用，氣化成津液向全身輸佈，這叫「腎主水」，也就是腎主水液代謝。可見《黃帝內經》中將這個器官叫作腎，本身就已經說明了它的功能之一是和水液代謝有關的。但在《黃帝內經》裡將藏精氣、主生長發育和生殖的功能也歸屬於腎。《素問．上古天真論》裡用了大段文字，描述男女一生的生長發育過程，是由腎中精氣的盛衰控制的。

我這裡重點談談腎的生理聯繫。「腎和膀胱相表裡」、「腎在體為骨」，也就是說腎和骨骼有關係。「其華在髮」，就是腎氣的盛衰在頭髮上可以顯現。「腎開竅於耳和二陰」，二陰指的就是前陰和後陰。

六腑屬陽，五臟屬陰，《黃帝內經》把一臟一腑相匹配，就叫相表裡。相表裡的臟腑之間，功能上相互聯繫，經脈上相互絡屬，在五行上歸屬於同一行。腎和膀胱相表裡，兩者之間，結構上相互貫通，經脈上相互聯繫，共同實現人體水液代謝的功能。

腎爲什麼與骨骼有聯繫？腎藏精，精生髓，髓養骨，所以，腎就與骨骼聯繫起來了。美國的夏伊洛．皮平腎發育不全，骨骼發育也不全，兩隻腳的骨骼融合在一起。而其他先天性腎病的孩子，幾乎都有骨骼的發育不良。另外骨折的病人，用補腎藥會癒合很快。多年前，一個老朋友摔倒腳部骨折，用石膏固定以後，快三個月時到醫院去複檢，骨折依然沒有癒合的跡象。我給他開了補腎的藥，吃了幾個星期，再拍片子，骨痂已經開始形成，不久骨折就癒合了。**對骨折病人用補腎的中藥，癒合速度真的可以加快。**

腎與頭髮是什麼關係呢？髮為血之餘，因為頭髮是血的餘氣所化生的。而腎藏精，精血互化互生，也就是說精生血，血化精。所以，頭髮的榮枯在一定程度上可以反映腎氣的盛衰。如果兒童在生長發育的過程中，頭髮稀疏、乾枯，中醫常常用補腎、養血的方法來調養。成年以後，頭髮早禿，也用補腎的方法來治療。不過脫髮的原因也是多種多樣的，比如遺傳因素、心理情緒因素等，也還需要把這些因素考慮進去。一位警官，由於責任心強，偵破案件的壓力大，在短時間內頭髮、眉毛全部脫落。我的學生用了疏肝、化濁、補腎的中藥，兩三個月後，這位警官的頭髮、眉毛全都長出來了。

腎與聽力也有關。「腎在竅為耳」、「腎開竅於耳」。老人聽力下降是腎氣虛衰的表現。對腎有毒害的藥物，如某些抗生素，對聽神經同時也有毒害。

美國有人通過實驗發現，在動物胚胎的早期，種植上成年動物的腎細胞，會很快誘發胚胎聽泡的發育。所以他們感到很奇怪，腎的細胞怎麼和聽泡的生長發生了關係呢？這都值得進一步研究。遠在兩千多年前，中國古代並沒有現代科技，可是卻能精准地把腎與耳朵、腎與聽神經聯繫了起來，我們不能不感嘆古人的智慧。

腎與生殖系統是什麼關係呢？「腎開竅於二陰」。腎和前陰的關係很好理解，前陰的功能一是排尿，二是生殖，排尿當然與腎有關係了，腎陰虛和腎陽虛都會導致排尿障礙。

腎主生殖，所以生殖功能也與腎有密切關係。男性的陽痿、遺精、精子品質差，大多從腎論治。女性的月經紊亂、性冷淡、不育、圍絕經期前後諸症，也多從腎來論治。

後陰是直腸和肛門，自然與消化系統有關，因為它本身就是消化系統的一部分。但任何一個局部器官，都可能受多個系統的支配。比如腎陽虛的病人，由於脾陽失去了腎陽的幫助，脾陽也就虛了，就會出現拉肚子，而且拉的都是不消化的食物。這在中醫學裡，叫「腎陽虛衰，火不暖土，腐熟無權」。中醫把腎中的陽氣當作做飯用的火，把脾胃當作做飯用的鍋，當鍋底下的火焰不足的時候，鍋裡放上米和水是做不熟飯的。所以，當脾腎陽虛的時候，拉出的都是不消化的食物。用溫補腎陽的四逆湯一類方劑來治療，就有很好的效果。從這個角度來看，能說腎和後陰沒有關係嗎？

另外，腎與便秘也有關係。另外，還有一些年高體弱的老人出現便秘，就屬於腎陽虛衰，會出現陽虛冷秘的現象。也就是說腎中陽氣不足，溫度太低，水被凍成冰了，於是就停滯了。當然，這只是一種比喻。對於這種陽虛冷秘，中醫採用的是溫腎陽的方法來治療。

腎陰不足，滋潤的功能低下，腸道失去了潤澤，也會造成大便秘結，這種情況就要用養腎陰的方法來治療。

五臟都與精神情志有關係，肝、心、脾、肺、腎分別與怒、喜、思、悲、恐相關聯，這個問題，我們在養心的那一章裡已經談到了，在這裡不再多說。

當我們複習了《黃帝內經》中所說的「腎主骨」、「腎司二便」、「腎開竅於二陰」之後，我們再來看看患有「美人魚綜合症的夏伊洛．皮平。她先天腎臟發育不全，只有四分之一的左腎，兩隻腳的骨骼融合在一起，骨骼發育不良，沒有膀胱和尿道，沒有子宮和陰道，也沒有直腸和肛門。這個孩子發育不全或者缺少的這些器官，在《黃帝內經》裡早就被聯繫在一起，歸屬於同類了。這一組器官之間，在胚胎發育的過程中究竟是什麼關係？為什麼是這樣一組器官發育不全？《黃帝內經》究竟是用什麼方法發現了這些器官之間的密切關聯的？為什麼又是這樣的精準？這難道不值得我們今天的人去深入思考嗎？

所以美國的一位生理學教授曾經對我說，你們中醫的任何一個定理——他所**說的定理，就是中醫所說的「腎主骨」、「開竅於二陰」、「開竅於耳」等，都**

夠現代自然科學家研究一輩子的。

養生要遵循自然規律和生命規律

其他肝心脾肺四臟和五腑、五體、五官、五液等的聯繫，大家想了解，可以找《黃帝內經》來看，這裡畢竟不是大學講臺，我們不可能在這裡系統講解中醫的知識。

我想再次強調的是，**用簡單的陰陽四時五行進行分類，必然會存在很多不合理的或者牽強附會的現象，所以我們也不應當把五行的分類教條化。**

大自然有序地敷佈了舒展、上升、平穩、內收、潛降等氣的五種運動趨向，才使植物有了生、長、化、收、藏的生命節律，動物有了生、長、壯、老、已的生命過程。人體稟受了木、火、土、金、水五種常規的氣的運動趨向，才化育了以五臟為核心的五大生理系統。可見五行學說是揭示大自然氣的運動趨向及其變化規律的學說，是溝通人類和萬物與天地之間關係的紐帶，也可以看成是大自然這一生命的搖籃所賦予人類和萬物的「遺傳密碼」之一。所以五行和陰陽一樣，都是化育生命的本源，或者說是基本條件。這正像《素問．天元紀大論》裡所說：「夫五運陰陽者，天地之道也，萬物之綱紀，變化之父母，生殺之本始，神明之府也，可不通乎。」

養生要遵照自然規律和生命規律，陰陽和五行就是表達這一規律的學說。陰陽和五行學說溝通了人與自然的廣泛聯繫，溝通了人體內部器官的廣泛聯繫，使中醫在防治疾病的時候，具備了整體的觀念，把人與自然看成是統一的整體，把人體也看成是統一的整體，這就是中醫研究問題和處理問題的特色之一。

養生一是要養心，二是要遵循自然規律和生命規律，三是要運用各種刺激手段鞭策促進人體的自調機能。

那麼，我們具體應當如何做呢？請看下一章。

第三篇

運用各種刺激手段，激發人體生理機能的活力

第十一章

鞭策自調機能，激發生命潛能

鄰居哥哥、年輕工人和布拉格男子的「神奇」放血經歷。

養生的「三個要領」是什麼？

人的自調機能會出現疲勞或者衰退，有哪些啟動的方法可供日常使用？

選擇刺激部位利於啟動自調機能，有哪些選擇刺激部位的方法和思路可供借鑒？

三名男子的「神奇」放血經歷

●十宣放血治療中暑

這「放血」兩個字，在多數現代人看來，是個貶義詞。其實在民間，放血是一個行之有效的治病方法。

我記得小時候有一年夏天，鄰居哥哥外出玩耍時間太長，中了暑，頭痛、發熱、汗出不止、手腳冰涼、噁心嘔吐，鄰居阿姨到我家找父親求助。

我父親是中醫，但是恰巧出差不在家，母親就急匆匆地趕到鄰居家，用他們家的縫衣針在這個哥哥的十個手指尖點刺出血，他的症狀就逐漸緩解了。

母親不是醫生，但對民間流傳的諸如放血、刮痧、拔罐一類的方法，運用很熟練。我問母親：「這些方法是從哪裡學來的？」母親說小時候跟我姥姥學的，在農村人人都會。

我當時還曾經想，頭痛不扎頭，卻扎手指頭，真奇怪。後來才知道，在十個手指頭上放

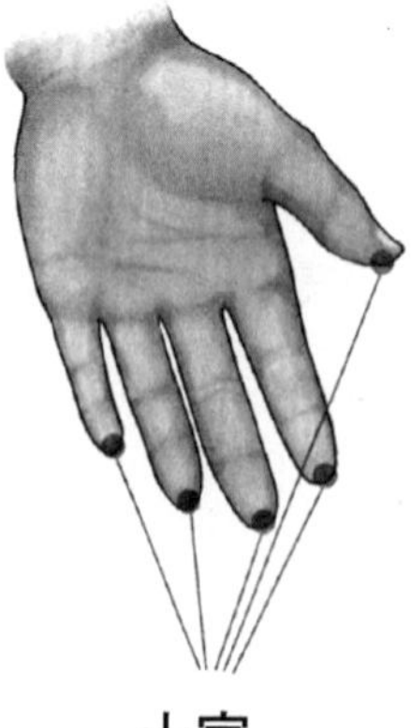

十宣

血，中醫叫十宣放血，可以治療中暑、頭痛、昏迷、癲癇發作、高熱、小兒抽風、癔症發作等。

●委中放血治療扭傷

我第一次真正看到刺破靜脈血管放血，是上高中的時候。

一天傍晚，有人敲門，我打開院門一看，幾個工人，用扁擔套上外衣做成的簡易擔架，抬著一個年輕工人，其中一個人指著擔架上的人對我說：「他扭傷了腰，不能動了，請你父親給看看。」

我說：「你們趕快抬他到醫院去吧，怎麼能把病人抬到我家呢？」

那個人說：「我們就是在你家門口不遠的地方修路的工人，抬石頭扭傷了腰，醫院太遠了，我們又沒有車，求求郝醫生幫幫忙。」

我父親剛剛下班回到家，聽到我和門外人的對話，走出來說：「把他抬進來吧。」他們把病人抬到我家的廳裡，廳裡有個高一百五十公分左右的雜物櫃，父親說：「把他扶起來站在櫃子旁邊，把兩個胳膊架在櫃子上站著。」

這幾個工人吃力地把病人扶起來。病人每動一下就呻吟一聲，看起來真的是很痛。病人扶著櫃子站好後，父親挽起他的褲腿，在腿窩那個地方用手拍了幾下，我看到他青紫的靜脈血管十分明顯地顯露出來了。父親用碘酒在局部消毒，用酒精擦去碘酒，隨後用一根鋒利的三棱針，往腿窩最粗的靜脈血管刺一針，污紫的靜脈血立即湧了出來，真叫血流成行。

父親早有準備，立即用手中的一大團脫脂棉，不斷吸掉流出的血液，直到不流了，在針孔的地方拔了個火罐，又吸出不少血。

起罐後，父親說：「活動活動腰看看。」病人說疼，不敢動。

「你試試看能不能活動？」

病人一試，笑了：「怎麼能動了！不怎麼疼了。」

「走走看！」父親說。病人說不敢走。「試著走走！」病人往前一邁步，自己說：「哎！怎麼能走了。」病人看到抬著他來的那個簡易擔架放在廳裡的地板上，就自己彎下腰，把擔架捲起來夾在腋下拿走了。

這讓我看得目瞪口呆。起初是抬著進來

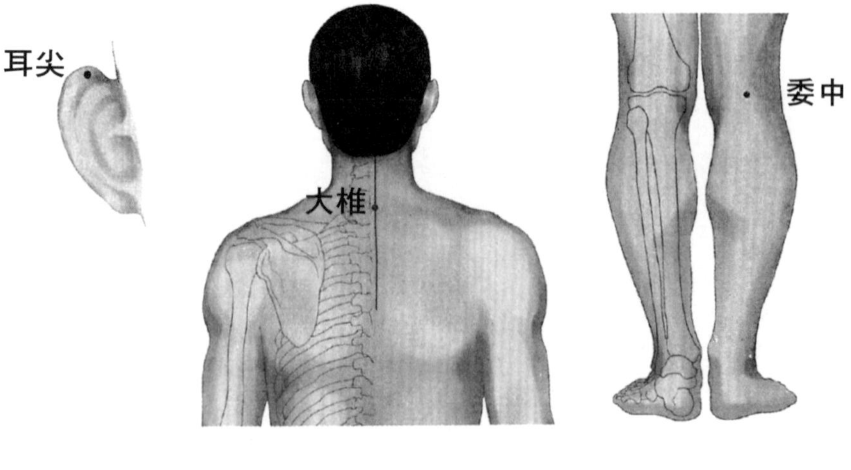

的，最後自己站著走出去了，還把抬自己的擔架也拿出去了，前後也就是十幾分鐘。

我說：「老爸，這是怎麼回事呀？」

父親說：「他是急性腰扭傷，疼得不能動，是損傷的腰肌在痙攣，這是一種保護性反應。**用委中穴放血的方法，可以緩解腰肌的痙攣**，疼痛就緩解了，但是拉傷的腰肌還需要一段時間的修復。」

「委中是什麼意思？為什麼在這裡放血就可以緩解腰肌痙攣？」

父親說：「給你說你也不懂，如果你以後學中醫了，自己也就懂了。」

我後來真的學了中醫，對放血療法的神奇一直記在心，並且有機會就試試。但我用的方法只是很穩妥的毛細血管放血的方法，比如耳尖放點血，緩解頭痛；大椎點刺出血，再拔一個火罐，用來退燒。我曾經有過高血壓，只要勞累就會復發，耳尖放血就可以降至正常。

●耳尖放血降血壓

十幾年前，我去東歐捷克國的布拉格講中醫課，到那裡的當天下午，一位當地醫生把我請到他的診室，要我幫他看幾個病人。第一個是四十歲左右的男士，翻譯告訴我，這位男士是電視臺的新聞記者，患有高血壓病，已經服用了三年的降壓藥物，可是只要加夜班趕寫新聞稿，尤其是寫那些令他激動的新聞稿，血壓就會升得很高，昨晚又因趕寫稿件沒有睡覺，頭痛了一整個上午。

當地醫生說：「我剛量過他的血壓是 180/110 mmHg，中醫有沒有緊急降壓的方法？」

我說：「這種情況，在中國的醫院，通常也是用西藥來降壓的，尤其是由於情緒因素或者勞累所出現的血壓突然異常升高，要用西藥打點滴的方法來治療，你就按照過去的處理方法處理吧。」

當地醫生說：「對這個病人，以前我也是用打點滴緊急降壓的方法來處理的，可是這次他說什麼也不願意打點滴，他在新聞中看到，有中國醫生來這裡講中醫課，就想看看中醫怎麼處理這種情況。」

我說在中國，如果病人到醫院就診不方便或者來不及，可以用非常簡單的民間流傳的放血方法來處理，這就是耳尖放血。我接著告訴他們，**耳尖就是耳朵最高的地方，先把耳朵揉熱、揉紅了，這樣放血的時候，既不疼，出血又痛快。**隨後用七十五度的酒精棉球把耳尖消毒，用一次性專門放血的針（藥店有銷售）在耳尖輕輕一扎，血就會自然流出來，用酒精棉球把血擦掉，隨後會再流出一滴，再擦，再流。因為用酒精棉球擦，血是不會凝固的，直到把整個棉球都染紅了，在針孔的地方放一個消過毒的乾棉球，血就自行凝固不再出了。用同樣的方法再放另一個耳尖的血。放完以後，被放血的人會感到頭部、頸部暖暖的，很輕鬆，眼睛也立刻感到明亮起來。這種方法可以治療各種頭痛、血壓突然升高、急性傳染性結膜炎、瞼腺炎（俗稱針眼），還有青光眼、眼壓高引發的頭痛等。

我想外國人可能一聽說放血，就會知難而退，轉頭再用打點滴的方法去治療。沒有想到，翻譯把我的話翻譯過去之後，病人開口說，以前打點滴過後，血壓是降下來了，可是會有六七天感到很不舒服，疲勞、情緒低落、腦子慢，最糟糕的是，還會有兩三周的時間沒有性欲。這次就是不想打點滴，想放一次血試試看。

於是我按照剛才給他們說的方法，先揉耳朵，剛揉了幾下，病人的耳朵就紅了，也許是白種人皮膚的角質層薄還是什麼其他原因，很快病人的耳朵紅得像是兔子耳朵，甚至有種血就要滴出來的感覺。

我問醫生：「你有一次性的放血針嗎？」他說沒有，只有一次性的注射針頭，問我要多少號的。我說要最粗的。耳尖消毒後，我狠狠一扎，沒想到居然血流成行，很快就把一個大棉球染紅了，直到染紅了三個大棉球，血還在出。我知道血出得已經不少了，於是我放了一個消毒的乾棉球，止了血，另一個耳朵如法炮製。

剛操作完，病人說，整個頭、脖子和上半身都熱了，暖暖的，真舒服。又過了一分鐘，他說有種怪怪的感覺，我擔心他暈針，就摸他的脈，脈象很正常。病人接著說：「我的血壓已經正常了。」我說：「你怎麼知道？」他說血壓高和正常自己都有感覺。醫生聽了他的話，馬上就要量血壓，我擔心這麼短的時間如果萬一降不下來，我有點沒面子。於是就說，稍等幾分鐘再量。

大約過了五分鐘，醫生還是迫不及待地量了血壓，在左胳膊上量了三遍，嘴裡說著什麼。我問翻譯他在說什麼，翻譯說：「他說不大可能吧？」可是就是不報測量的結果。又量右胳膊。量完後，對我說：「你量量看。」我一量，也吃驚了，血壓 120/80 mmHg，是正常血壓。

在中國我還真沒有遇到耳尖放血能把 180/110 mmHg 的血壓，在幾分鐘內就降成正常血壓的病例，一般收縮壓降 40 mmHg，舒張壓降 20 mmHg，我是經常遇到的。而這個捷克人，收縮壓降了 60 mmHg，舒張壓降了 30mmHg，真有點不可思議。我想這可能和外國人從來不用這種方法來治療，所以對這種方法反應十分敏感有關吧。

第二天開始上課，我一到教室，全場一片掌聲。後來我才知道，這個醫生一早就來到了報告廳，見人就講述昨天目睹的耳尖放血降壓的神奇，所以我就受到了這些從未見過面的洋醫生們的歡迎。按照約定，我講了五六天課就回國了。

一年以後，那個學校又邀請我去布拉格講課，到了那裡，那個醫生和那個曾經患有高血壓病的記者到住處看我，醫生告訴我說，從去年放血取得立竿見影的效果以後，他就拒絕服用降壓藥物，只要因為加班或者情緒問題血壓升高，就來找他放血，就能使血壓保持正常。當年就是這樣過來的。而且當下邀請我去捷克國家電視臺介紹中醫。

不過我在這裡要特別提醒大家，**並不是所有的高血壓病人都可以用這種方法來保持血壓穩定，該用藥的還要用藥**。這種方法只是在血壓突然升高時的一種處理方法，而不是常規的降壓方法。尤其是對這種方法不敏感的人，千萬不能用這種方法替代藥物治療。

人體的自調機能疲勞或衰退時，如何啟動它

為什麼放血能夠治病，還有哪些類似的方法既可以家庭使用，又可以有養生保健的作用？這些方法的機理是什麼？這就是我要和大家探討的問題。

我說過，**人體健康的守護神，是與生俱來的自我調節機能，養心、修性、修德，減少不良情緒和情感對自調機能的干擾和抑制，解放自調機能，這是養生的第一要領。**

遵循自然規律和生命規律，減少自調機能的無故消耗、無端損耗，保護自調機能，這是養生的第二要領。

養生的第三要領是什麼呢？**就是運用各種物理的刺激手段，激發、鞭策自調機能，通過自調機能的積極調節，保持身心健康。**

隨著外界壓力的增加，隨著年齡的增長，人體的自調機能會出現疲勞或者衰退。這就像我們騎的一匹馬，開始出發的時候，力氣足、跑得快，可是還沒有跑到目的地，它有點累，或者有點偷懶，跑得慢了，我們就要用鞭子抽它，鞭策它繼續跑起來。在我們自調機能疲勞或者偷懶，進而出現亞健康狀態或者小毛病的時候，我們就要像打馬一樣，抽它一鞭子。這些抽鞭子的方法，就是各種物理的刺激的手段。除了我開頭提到的放血方法外，我們的祖先和現代人，創造許多簡便易行的、人人都可以使用的好方法。

最簡單的方法就是拍打。著名歌唱家耿蓮鳳老師，她的健身方法就是每天用自己的雙手拍自己的身體。拍打的時候，用空心掌，把身體的每個手掌大的部位，只要是能拍得到的地方，都拍三十六下，拍完全身需要一個多小時。拍完了，氣血流暢，身心舒爽。亞健康不就是沒病但不舒服嗎？用這個拍打的方法，就能全身舒服。

耿老師說，如果哪天她出差到外地，在車上、在飛機上，沒有時間或者不方便拍打，那一天全身就都不舒服。直到今天，年近八十的耿老師，仍然隨時可以登臺演唱，控制聲音的能力不減成名的當年。有位老太太，天天感覺全身不舒服，情緒不穩，坐臥不安，心煩失眠，到醫院檢查，醫生認為沒有多少證據說明她有確切的器質性病變，有的醫生將其診斷為焦慮症，有的醫生將其診斷為神經官能症。她嘗試服過中西多種藥物，不僅作用不明顯，而且感到這些藥物都刺激胃。於是她的兒子請了一位民間專門幫人拍打的按摩師傅，用空心掌拍打她的全身，拍得大響，有的地方都拍出了皮下出血。拍完了，她覺得全身輕鬆舒爽，兒子趕快向按摩師傅付了數目可觀的拍打費，老太太也美美地睡了一大覺。

我真的想說，人就欠揍，自己不揍請人揍，揍完了還要付人家揍人的費用。當然，這是玩笑話。

在北京的公園裡，有很多人用一個帶繩子的球，掄起來在自己的後背和上下肢捶打。還有的人專門用八號鉛絲做骨架，包上海綿和布，外觀像是一個大棒子，用它在自己身體的前後左右捶打。如果是老年人，自己拍不動、打不動，可以搓揉全身，只要把手能摸得到的地方都搓遍，同樣可以達到促進循環、鞭策自調機能的效果。這些方法簡單易行，而且還行之有效，什麼經絡穴位都不需要瞭解和記憶。

民間長久流傳，又被現代養生保健機構甚至醫院的醫生們開發、創新、應用的許多物理療法，大多屬於鞭策促進自調機能的方法，比如拔罐、刮痧、推拿、點穴、正脊、足部按摩、推筋導絡等，都是不同的「抽鞭子」的方法。這些刺激方法都能改善氣血循環，激發推動人體的自調機能。

醫生們用的針刺、灸療、埋線、割治、放血、敷藥等療法，既是治療疾病的，又是用於改善亞健康狀態的。

當然，穿透皮膚的刺激方法，比如埋線、割治、針刺等，都需要嚴格消毒，需要有資質的醫務人員來進行。在較粗大的靜脈上放血，要血流成行，也需要醫生在醫院做。而對特定部位的毛細血管放血，比如十宣放血、耳尖放血、大椎點刺出血加拔罐，就可以在家裡由家人來做。用鞭子打馬，促進馬繼續跑起來。但不能亂抽，要抽後面的臀部，不能打前面的頭臉，打頭臉馬就更不敢跑了。我們用各種刺激方法促進人體的自調機能，也要選擇刺激的部位。

可是，要讓沒有學過醫學的朋友記住經脈的走向、穴位的名字位置以及它的功能主治，還是有困難的，有沒有更簡便的方法來尋找刺激的部位呢？當然有。

「以痛為輸」，選擇刺激部位有效啟動自調機能

我下面談談選擇刺激部位的思路和一些方法。

第一個方法叫**「以痛爲輸」法**。「以痛為輸」是《黃帝內經》裡的話，就是什麼地方痛或什麼地方有陽性反應，也就是敏感點，你就刺激什麼地方。「輸」是運輸的意思，刺激這個地方，有輸運氣血的作用。

那個地方為什麼痛？中醫有一句很著名的話，就是「痛則不通，通則不痛」。哪個地方痛，就是氣血不通了，氣血循行不暢快了，你去揉按、刮拭、拔罐刺激這個地方，氣血運行就通達了、暢快了，就不痛了。

藥王孫思邈把這樣的敏感點叫**「阿是穴」**。為什麼叫「阿是穴」？比如你的老伴說：「哎呀，我後背疼！」你總不能坐視不管吧，就要動手去按壓觸摸她的後背，要找痛點，一邊摸一邊問：「是這裡疼嗎？」她說不是。「是這裡嗎？」「不是。」當觸壓到痛點的時候，你還沒有來得及開口問，老伴就突然喊：「啊——是！輕點、輕點！」、「啊——是」，所以就取名為「阿是穴」。

這類穴位沒有固定名稱、沒有固定位置，後來也叫「不定穴」，或者「天應穴」。我們找到了這個阿是穴後，範圍小的，用指尖揉，一定要剪短指甲，不要用指甲掐，以免掐破皮膚。範圍大的，用小魚際、大魚際以致掌根來揉。局部肌肉十分豐厚、疼痛在深層的，還可以用肘關節甚至膝關節按揉。家裡沒人給你按揉，可以自己給自己揉。如壓痛點在後背，你自己按揉不到，可以用背部頂著圓滑的桌子角，或者找一個木製的球，放在床上，把你痛的地方壓在這個球上，躺在床上，輕輕地做上肢運動，這就等於給自己後背的痛點做按摩了。

要特別注意，按摩不是搓皮，而是貼緊皮膚按揉肌肉，一般要求墊一塊按摩布，不要用手直接接觸被按摩者的皮膚。當然，養生美容院的按摩精油，是直接接觸皮膚的，不在此例。開始按揉的時候，被按摩的部位會感到很痛、很敏感，所以手法要輕柔一些，隨著局部耐受力的增加，按摩的力度也要逐漸加強。當然對痛處進行刮痧、拔罐的刺激，也都是有作用的。

肩周炎、網球肘、背部筋膜炎、腰肌勞損、梨狀肌損傷等，都可以找到明確的壓痛點、敏感點這樣的阿是穴，都可以進行家庭的保健和按摩。這個「以痛為輸」法，不需要記經絡和穴位的名稱和位置，很好學。**「以痛爲輸」的方法，主要適用於軟組織的損傷、勞損這類的病痛，當然也可以用於能找到敏感點的內臟病證。**

用「臟器體表投影法」啟動自調機能

內臟的病痛用什麼方法可以找到敏感點呢？

肝癌肝區疼痛，要頂著肝部，這是緩解疼痛的本能反應。心絞痛或者心率失常發作的病人，用雙手護著心前區，這在《傷寒論》裡叫「其人叉手自冒心，心下悸欲得按」。胃痛的病人，趴在床上，用枕頭頂著胃部；肚子疼的人捂著肚子；痛經的女孩，用熱水袋暖著小腹部。從來沒有見到過雙手捂著頭，嘴裡卻嚷嚷著「大夫我肚子疼」的人。

這些本能的動作說明了什麼？**說明內臟在體表的投影區，就是按摩或者刺激的區域。**我們可以把這個選取刺激部位的方法，叫作**臟器體表投影法。**

內臟不僅在人體的前面有投影，在人體的後背也有投影。

膽囊炎、膽道結石的人，可以在右側肩胛骨下角的內側緣找到壓痛點，這個壓痛點大體就是膽囊在後背的投影區。胃痛的人，醫生則會在胃位於後背的投影區域，找到壓痛點或敏感區。而中醫則在背部正中線兩側旁開一．五寸（食指與中指併攏，其寬度為一．五寸）的膀胱經脈上，發現了和內臟資訊相溝通各臟器的俞穴，這些俞穴大體在各臟腑在背部的投影區上。從第一胸椎棘突下旁開一．五寸算起，「三椎肺俞五椎心，九肝十膽次第臨，十一脾俞十二胃，第二腰椎對著腎，四腰旁開是大腸，骶一小腸骶二膀胱依次分」。顯然從上至下，完全是按照內臟器官上下次序排佈的。

其實醫生們在選取背俞穴進行針刺或者點穴按摩的時候，並不是教條地計算胸椎、腰椎、骶椎的確切位置，而是在大體部位上尋找敏感點、壓痛點、敏感區域。所以在家裡給老人或者孩子進行背部的放鬆按摩，也沒有必要去細數脊椎棘突的數目，找到大概的位置就可以進行揉按和點撥。

簡單好用的啟動自調機能的方法——順序對應法

從內臟器官在體表的投影，發展到背俞穴的位置和內臟器官的高低位置的順序對應，這是一個思維的拓展。我把這種尋找按摩刺激區域的方法，叫作**順序對應法**。

我上中學時，有一回玩雙槓，扭了一下腰，腰有點痠痛。回到家裡，想讓父親給揉揉腰。父親卻在我手背第三掌骨的兩側找壓痛點，扎了幾針。他一邊撚針一邊讓我活動腰，一邊問我還疼不疼。我感到腰部肌肉的拘緊疼痛逐漸減輕，活動範圍逐漸加大，直到基本不痛。

我很奇怪，腰痛不扎腰卻扎手，這是調虎離山還是聲東擊西？父親說，這是

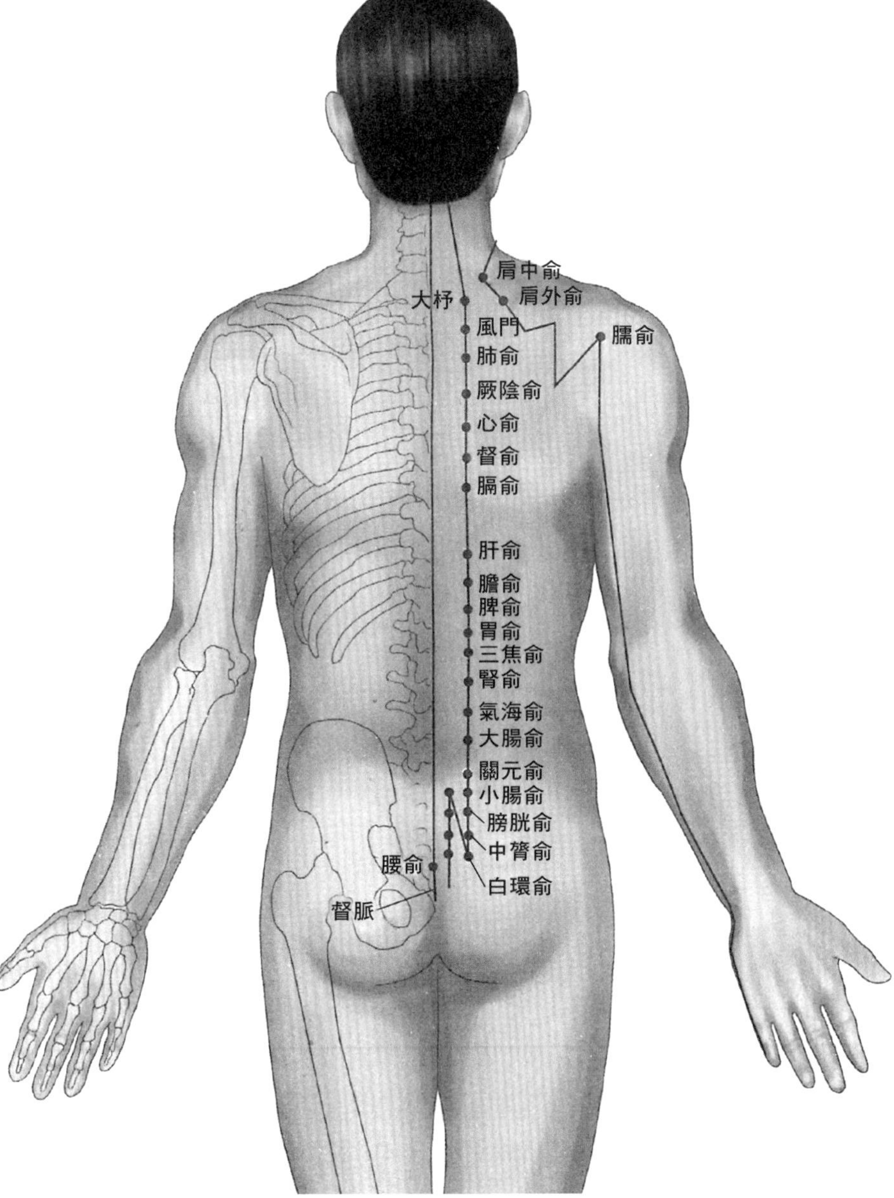
肩中俞
肩外俞
大杼
風門
臑俞
肺俞
厥陰俞
心俞
督俞
膈俞
肝俞
膽俞
脾俞
胃俞
三焦俞
腎俞
氣海俞
大腸俞
關元俞
小腸俞
膀胱俞
中膂俞
腰俞
白環俞
督脈

背部的背俞穴

古人的經驗。脊柱在人體軀幹的正中部，第三掌骨在手掌的正中部，和脊柱是對應的。第三掌骨兩側的肌肉也就和脊柱兩側的肌肉相對應。臨床上的經驗就是，脊柱兩側的肌肉拉傷勞損後的疼痛，大多可以在第三掌骨的兩側找到敏感點，扎針或按揉這些敏感點，在一定程度上可以緩解腰背部的疼痛。而且腰背部疼痛的部位不同，在第三掌骨兩側反應點的部位也不同，靠上背部的疼痛，在第三掌骨的遠端有敏感點，靠下背部和腰部的疼痛，在第三掌骨的近端有敏感點，是存在順序排佈的。

這件事情就像一個謎，一直觸發著我的好奇。

我上了中醫院校，通過學習懂得了，脊柱兩側分佈著和內臟相關聯的俞穴，這些穴位是按照內臟上下的順序排佈的，由此想到，如果第三掌骨對應脊柱，第三掌骨兩側的肌肉是不是對應脊柱兩側的肌肉呢？脊柱兩側肌肉上有對應內臟的穴位，第三掌骨兩則的肌肉是不是也有對應內臟的穴位呢？可是我做過多次驗證，並沒有出現明顯有意義的結果。

不久，我看到有人用第二掌骨做實驗，實踐證明在**第二掌骨橈側存在著一個有序的穴區群，與全身各部位的順序相對應**，並稱作這是「生物全息律」的具體運用，具有和傳統體針療法相似的功效和適應症。在第二掌骨的近心端是足穴區，遠心端是頭穴區。頭穴區與足穴區連線上依次分佈的是頸穴區、上肢穴區、肺心穴區、肝膽穴區、脾胃穴區、十二指腸穴區、腎穴區、腰腹穴區、下腹穴區、腿穴區。針刺或者點按這些穴區，就能治療相應部位或器官的病痛。醫生採用的是針刺的方法，非醫務人員可以採用指壓點按的方法進行保健。

由脊柱兩側到第三掌骨兩側，再到第二掌骨兩側，都可以有五臟六腑依序對應的穴區。也就意味著，任何一個支節都可以有著對應五臟六腑的穴區，可是為什麼第三掌骨兩側治療調節內臟的病痛作用不明顯，而第二掌骨側效果就明顯一些呢？這可能是因為第三掌骨兩側的肌肉太薄弱，反應資訊的量太少有關，而第二掌骨側則肌肉豐厚，體積大，反應訊息量就較大。於是我們**選擇支節兩側穴區群調節全身病痛的時候，要盡可能滿足下面三個條件：**

一是盡可能靠末端的支節，因為末端支節神經末梢豐富，經脈密集，傳導訊息量大。

二是體積面積足夠大，肌肉足夠豐厚的支節，這樣接受和回饋資訊的量相對較大。

三是方便觀察和操作的支節。

這正是社會上頭診、耳診、手診、足部按摩等既能有療效，又能廣泛運用和流傳的原因。因為這些療法或者說保健法都符合上述三個條件。

大家可能會問，後背並不符合末端支節的條件，為什麼在很多情況下選後背呢？這是因為後背不僅符合穴區順序排佈的條件，更主要的是符合內臟器官體表投影的條件，何況面積、體積是其他任何支節不能比擬的，而且肌肉豐厚，操作方便。刮痧、拔罐、點穴、按摩、推拿很多刺激方法，選擇後背的俞穴或區域，都是效果很好的。

由於第二掌骨面積和體積相對還是較小，反應整體的訊息量還是少，對整體的影響有限，所以我在這裡向大家推薦的是小腿脛骨內側緣系統穴區的刺激。從內踝骨沿著脛骨內側緣往上，一直到和脛骨粗隆水準的部位，可以依照臟腑解剖部位的上下順序依次排佈，最下面是頭區，最上面是足區，從下往上依次是頭頸、上肢、肺心、胃胰肝脾、十二指腸、腎腰、大腸小腸、膀胱子宮、下肢和足區。這種順序對應的選區思路，一學就會，人人可以掌握。當然我這裡所說的臟腑的名稱，指的都是解剖學上的器官，而不全是中醫學中所說的臟腑。

有一次，辦公室一位年輕老師胃痛，我在他小腿脛骨內側緣的中段區域，摸到了一個非常敏感的壓痛區，觸摸上去有一個明顯的條索樣結節。因為他的胃在痙攣，所以小腿上對應胃的區域，肌肉也在痙攣。我輕輕地按揉這個敏感點，開始他說很痛，過了一會兒，結節軟了一些、小了一些，疼痛也就減輕了一些，我繼續加力，五分鐘後，結節消失了，再用力按揉，他也不痛了，他的胃痛也就緩解了。

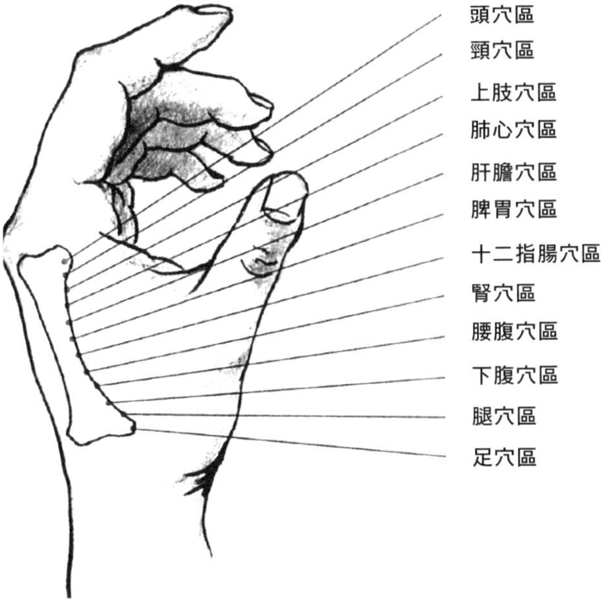

第二掌骨側全息圖

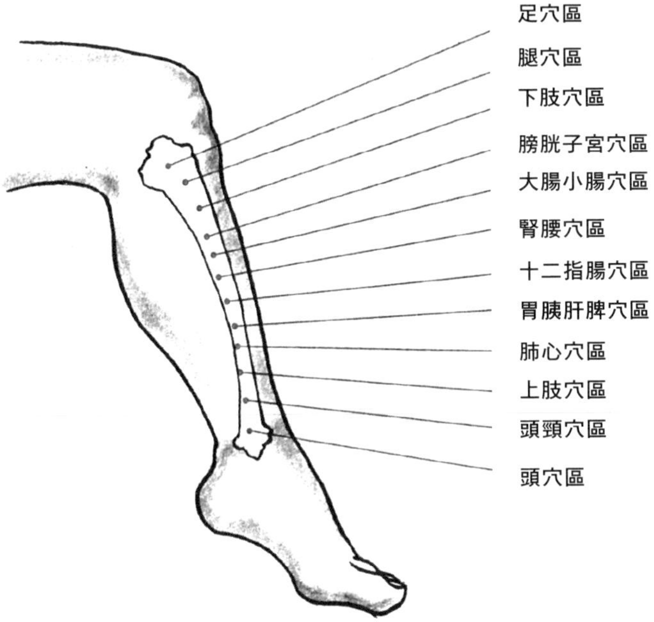

小腿脛骨內側緣系統穴區

糖尿病患者在血糖沒有能很好控制的階段，小腿中部脛骨內側緣常常可以摸到一個結節，有人把它叫作糖尿病結節。每天按揉這個結節，在一定程度上，可以保護胰島細胞的功能。

痛經發作，按摩點揉哪裡？

你可以在接近膝關節的部位找到壓痛點或敏感點，用手指按摩幾分鐘，疼痛就可以得到一定程度的緩解，有的人甚至可以得到完全緩解。除了順序對應的思路和方法，還有其他什麼思路和方法呢？

其他啟動自調機能的好方法

《素問．陰陽應象大論》裡說：「善用針者，從陰引陽，從陽引陰，以左治右，以右治左。」《五常政大論》裡說：「病在上，取之下；病在下，取之上；病在中，旁取之。」《繆刺論》裡說：「左取右，右取左，左刺右，右刺左。」意思是說，善於運用針灸治療的，陰經的病扎陽經，陽經的病扎陰經，左邊的病治右邊，右邊的病治左邊，上邊的病治下邊，下邊的病治上邊，中間的病治旁邊。

於是我們根據這些原文，在尋找刺激區域的思路和方法上，又可以歸納出**兩極對應、上下對應、左右對應、前後對應和同類對應的原則**。

因為人體是一個統一的整體，人體的自調機能隨時都在進行整體的平衡協調的調節。陰陽、左右、上下、前後都是相對應的，你刺激了這邊，在自調機能的作用下，那邊自動會平衡。

什麼叫**兩極對應**？頭頂正中的百會穴，和前後二陰中間的會陰穴，是兩極對應。脫肛、子宮脫垂一類下部的疾病，針刺頭頂上面的百會穴，可以達到升陽舉陷的效果。高熱昏迷、癲癇發作、精神分裂症的狂躁發作，可以針刺下面的會陰穴。當然這是理論上的說法，實際上針刺會陰穴，太不方便了，於是就把另一極延長到足底的湧泉穴。湧泉穴就在腳掌前部，在卷足的時候，足前部有一個凹陷的坑，

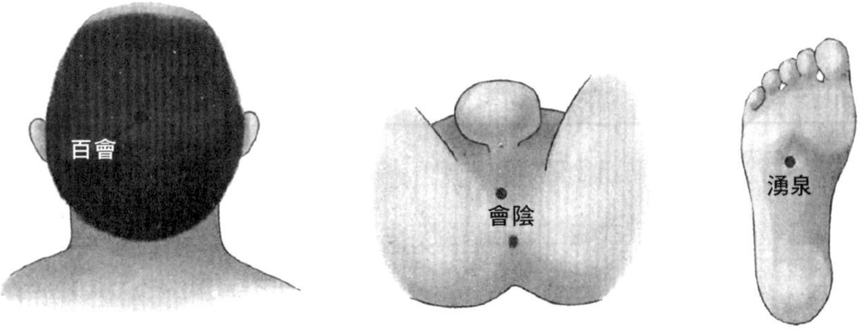

這就是湧泉穴所在的位置，大約相當於足底第二趾和第三趾趾縫紋頭端到足跟連線的前三分之一與後三分之二的交點上。針刺湧泉穴，就可以治療高熱昏迷、癲癇發作、精神分裂症的狂躁，這就是兩極對應。

一歲之內的嬰兒「上火」（上火這個詞是民間的說法，在中醫學的正規術語中並不用，我這裡是借用民間術語來講這個問題）表現為眼屎多，鼻塞，臉上有小紅疙瘩，口腔有潰瘍，嘴裡有味，哭鬧不休。這麼小的孩子，吃藥是很困難的，可以用一種熱性的中藥如吳茱萸，請藥房研成細粉，拿雞蛋清或者米醋和成藥團，捏成硬幣大小，貼在孩子的湧泉穴上，包上保鮮膜，穿上小襪子。晚上貼上，白天拿下來，兩三天以後，上面的熱就降下來了，這就是兩極對應原理。這個方法也適合成年人的高血壓、圍絕經期綜合症（更年期綜合症）、頭臉脹熱、腳下冰涼。

如果你的朋友到你家裡來玩，你發現他坐不安穩，問他怎麼了，他可能告訴你，他的痔瘡發作了，痛！這時候你可以把他的上嘴唇提起來，會發現他上唇繫帶那裡可能有個充血的小紅疙瘩，你用消過毒的針把那個紅疙瘩挑破，出點血，他的痔瘡疼痛會立刻減輕，這也叫兩極對應。口腔和肛門是消化道的兩頭，當然是兩極對應。但是治療痔瘡，你一定要讓朋友去醫院，不是簡單地治治嘴，在上唇繫帶上放放血，就可以治癒痔瘡的。還要注意，你的朋友來到你的家，你不能隨隨便便就提起人家的上嘴唇，去問人家有沒有痔瘡，這樣做是很容易導致誤會的。

耳尖放血，可以治療頭部的病痛和血壓突然升高，其實既包含著順序對應，也包含著兩極對應的問題。從順序對應來說，耳垂對應的是頭部，耳尖對應的是臀部，耳尖這個部位就相當於兩陰之間的會陰穴或者兩足底的湧泉穴。針刺湧泉穴可以治療頭部的病，耳尖放血自然也能治療頭部的病。我們前面說過，比如血壓突然升高、頭痛、紅眼病、針眼等，這並不是因為把血放出來減了壓力，放那麼一點點血，根本不可影響血液循環的量，為什麼可以降壓？就是因為用這種刺激方法，激發推動了機體的自我調節機能，通過自調機能的調節，把血壓降下來了。

上下對應、左右對應是什麼意思呢？走路沒小心，扭傷踝關節，跛腳了，局部疼痛難忍，如果你想幫助他，千萬不能按摩受傷的踝關節。因為這個時候毛細血管還在斷裂滲血，按摩之後，腫脹、疼痛會更厲害。但為了緩解疼痛，可以按摩同側的腕關節，這叫上下對應。還可以按摩沒有受傷的另一側踝關節，這叫左右對應。再加對側的腕關節，這叫上下左右對應。於是一個地方的病痛，我們就可以找到多個刺激按摩的區域，運用起來，就可以得心應手、左右逢源了。

前後對應是什麼意思呢？治療背痛腰痛，醫生在病人的胸部和肚臍周圍扎針；治療肚子痛，醫生在背後扎針，這就是前後對應。

同類對應又是什麼意思呢？所有的關節都可以調理關節的病痛，比如髖關節痛，在按揉活動過疼痛的髖關節後，按揉活動一下對側的髖關節，這叫左右對應，按揉活動一下同側的肩關節，這叫上下對應，按揉活動任何一個腕關節、肘關節、膝關節、踝關節，就叫同類對應，都有利於緩解髖關節的疼痛。所有的頭，如手指頭、腳指頭，都可以幫助調理頭部的病痛。用簡單的十指放血的方法，很快就能緩解頭暈頭痛的症狀，古代常用於急救昏迷、休克、中暑、熱病、癔症（歇斯底里）、驚厥（抽搐）、癲癇發作、小兒高燒痙攣、高血壓等。刺激手指頭治療頭部的病，這就叫同類對應。

臨床現象告訴我們，這些**依照部位對應選取刺激區域的思路和方法，能鞭策人體的自調機能，改善許多病痛的臨床症狀，簡便易行，行之有效。**機理當然需要進一步研究。

在中醫諸多選取刺激區域的思路和方法中，經絡和俞穴，也就是穴位，是不可忽略的。但在伴隨著現代科技興起的解剖學和生理學中，從來沒有提到過經絡。經絡究竟是什麼？經絡究竟有還是沒有？經絡對人體的健康，究竟是有作用還是沒有作用呢？請看下一章。

第十二章

探經絡實質，做健康主人

經絡的實質是什麼？
為什麼說「經絡是生命的基本特徵之一」？
中科院的祝總驤教授為什麼起初想證明經絡不存在？
祝總驤教授創立的「三一二經絡鍛煉法」讓自己的健康發生了什麼變化？
「三一二經絡鍛煉法」對養生保健有什麼「驚人」之處？怎麼練？
經絡、穴位還有多少尚未發現之謎等著我們去發現？

人類經絡認識史

前面我說過，曾經有一個工人腰部急性扭傷，被人用擔架抬來，父親用腿窩放血的方法治療。十幾分鐘後，這個人自己走了出去，還把抬自己的擔架也拿了出去。這種立竿見影、手到病除的效果，當時把我驚得目瞪口呆。

後來我學了中醫，學了經絡，又和父親談起這件事，父親告訴我，放血的地方叫委中穴，是足太陽膀胱經的穴位，膀胱經脈經過腰部，腰肌拉傷，有的肌肉纖維撕裂，小血管斷裂，出於自我保護的反應，就出現了腰部肌肉的痙攣，腰就疼痛不能動了。委中放血，是給膀胱經脈一個強刺激，激發經脈中的氣血活躍起來，這種變化順著膀胱經傳到腰部，使腰部肌肉氣血也活躍起來，肌肉的痙攣就會得到緩解，疼痛可以立即減輕甚至消失。我這才明白，原來委中放血治療腰痛是按照經脈循行的理論來指導刺激部位而選擇的。

在人類文化歷史的長河中，只有中國古代發現了經絡，並且運用到疾病的防治上。由於現代醫學對經絡知之甚少，所以現在的很多年輕人不太接受，也不能理解中醫和經絡，準確地說既不懂也不信。因為他們讀過的書沒有這些東西，又沒有經過親身的嘗試。

有一次，某電視臺的一位年輕編導智齒周圍發炎，疼痛難忍，半邊臉都腫了。其實這種情況對她來說，已經反覆多次了，以前需要吃至少一周的消炎藥才能好。這次聽朋友勸說，進了中醫院，醫生二話不說，扎針！她心裡感到很恐懼。再細的針也是針呀！要扎自己的肉，會不會很痛呀？再說這是炎症，應該消炎啊，扎針能管用嗎？可是，既來之則安之吧。

在半好奇半恐懼之下，她決定試試。醫生把針扎下去，她感到並不怎麼痛。起針以後，結果出乎她的意料！腫脹的半張臉，立刻感覺輕鬆了，三天後腫也消了，牙也不痛了。

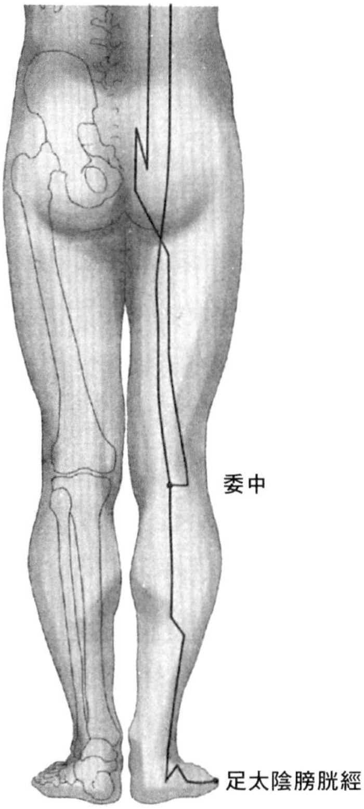

這一次的體驗，讓她對中醫有了重新認識。人們常說中醫治病慢，西醫治病快，她說：「我看中醫也可以迅速止痛，一點也不比西醫的止痛藥慢啊！」這是對中醫和經絡針灸由不認識到初步認識的過程。

其實我對經絡也是從不認識到有一點認識，逐漸發展的。我上中醫學院後，假期跟父親看診，一次看到父親給一個老大爺扎針，父親經常針藥並用，那人胃痛，彎著身子側著躺在病床上，面色蒼白，冷汗淋漓，雙手捂著上腹部，說胃部冷痛，就像一塊冰塊在冰著。扎的是足三里穴，還不斷地提插行針（中醫將其手法操作稱為行針），行針五六分鐘，老大爺說，有一股熱流慢慢地從腿上上來了，到胃了。十分鐘左右，老大爺說冰塊化了，胃暖和了，不痛了！

我好奇地問：「您用了什麼方法，能讓病人有熱感，不會是心理暗示吧？」父親說，這個行針的手法叫燒山火，從皮下到深肌層，分淺、中、深三層，中醫分別叫天、人、地，進針後，用力往下分層按插撚轉，第一次插過天，第二次插過人，第三次插過地，然後輕輕慢慢地一次提到皮下，提的時候不要撚轉。這叫進三退一，就這樣反覆提插，幾分鐘後，病人的效應就是熱的，就能緩解寒證，所以就叫**燒山火**。

又有一次，門診來了一位女士，說腹股溝長了個大癤子（俗稱疔仔），打了幾天的抗生素，也吃了消炎藥，癤子既沒有消散，也沒有破潰，又脹又熱又痛，走路都不敢邁大步。父親在她的上臂選了一個穴位，不過至今我也不知道是什麼穴，隨後又在不停地提插。不多一會兒，病人說，長癤子的地方，有一股清涼的感覺，很舒服，熱脹疼痛的感覺減輕多了。但這個病人沒有清涼之氣沿著經脈傳導的感覺，而是病變部位直接感受到的。我問這是什麼手法，父親說是透天涼，手法和燒山火相反，是退三進一，先把針扎到深肌層，也就是地層，然後緊力提一、提二、提三，提的時候略加撚轉，分別通過地、人、天到皮下，再輕輕慢慢地按壓到深肌層，按壓的時候不要撚轉。就這樣退三進一反覆操作，有清熱瀉火的作用，敏感的人的病變部位就會有一種涼爽舒適的感覺，所以叫透天涼。寒證或是熱證越是明顯的人，用這種手法後，冷熱的感覺就越明顯。

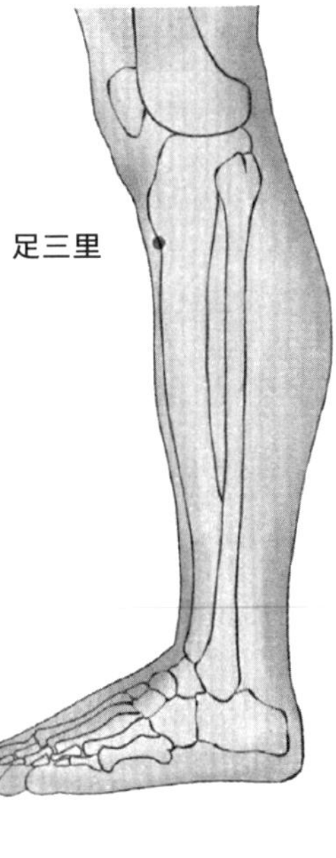

開學回學校不久，廣州中山醫科大學的侯燦教授到我校做學術報告，其中提到燒山火、透天涼機理的實驗研究。方法是用一個生理容積儀，放上水，把小臂放到生理容積儀的水裡，測試燒山火、透天涼的手法對小臂體積變化的影響。因為小臂體積的變化主要是受血液循環量的影響，尤其是毛細血管微循環血流量變化的影響，通過觀察生理容積儀外邊小玻璃管中水柱的高低，就可以知道小臂體積的變化。如果血管擴張，小臂體積增加，水柱就要升高；如果血管收縮，小臂體積減小，水柱就會下降。找有經驗的針灸醫生，用燒山火手法扎另外一個胳膊的穴位，結果發現水柱慢慢地升起來，說明燒山火手法能夠誘發小臂毛細血管的擴張。同樣還是這個醫生，還是這個受試者，休息一定時間後，改用透天涼的手法，發現水柱慢慢地降下來了。所以實驗證實，燒山火和透天涼手法的不同，確實能夠改變毛細血管擴張或收縮的狀態，這既有臨床依據，又可以被實驗證實。

但侯老師在講座中，並沒有講燒山火手法使毛細血管擴張、透天涼手法使毛細血管收縮的機理，因為他這次講座的主題是實驗方法設計，而不是講燒山火、透天涼的機理研究。講座結束後，我到後臺當面問老師，他說這是一個提拉和按壓的問題，**進三退一是以按壓爲主，按壓占優勢的刺激，使毛細血管擴張。退三進一是以提拉爲主，提拉佔優勢的刺激，使毛細血管收縮**。就是這兩句話，使我感到茅塞頓開。

如果病變部位的毛細血管過度擴張充血鬱血，局部代謝旺盛，產熱肯定增加，病人就會有熱脹疼痛的感覺，這就是實熱證。如果病變部位的毛細血管過度收縮痙攣，血液循環量減少，代謝降低，產熱減少，病人就會有冷痛的感覺，這就是虛寒證。頭痛的病人如果喜歡在額頭上撮痧，撮痧就是用手揪出一條條血印，說明他頭部血管擴張充血，這就是熱實證。這樣提拉可以使擴張充血的毛細血管收縮，從而減輕症狀。如果他按壓以後感覺更舒服，說明他頭部的毛細血管是收縮痙攣的，這就是虛寒證。這樣按壓，就可以使痙攣的毛細血管擴張，供血增加，從而改善虛寒的症狀。燒山火和透天涼，只不過是把這個原理用針刺手法表達出來罷了。

這種認識對不對？有一次很好的臨床驗證發生在我同宿舍的同學身上。我這個同學胃痛，常常把手伸到衣服裡摸著胃部，找醫生看病的時候也是這個動作。醫生以為這是喜溫喜按，屬於虛寒，於是就用了溫中散寒、止痛的藥。服藥兩周，結果他胃痛加重，痛得睡不著覺，額頭上還起了大片痤瘡，頭也開始痛了，一量血壓還高了。我掀起他的衣服，發現他的手在揪胃部的皮膚，已經揪出幾條血印。我說你為什麼揪肚皮，他說揪著舒服。我說看來你的胃痛不是虛寒，是實熱，趕快找醫生換藥。後來改用清胃火的藥，他的胃痛緩解了，痤瘡、頭痛和血壓高也都緩解了。可見喜歡提拉還是喜歡按壓，真是辨虛、實、寒、熱的證據。

燒山火和透天涼的機理問題解決了，可是我的疑問更多了：毛細血管和經絡有什麼關係？經絡到底是什麼？為什麼運用這種燒山火、透天涼的針刺手法一定要找經絡、選穴位進行刺激，而不是選阿是穴？

經絡的實質到底是什麼

針灸教科書上說，經絡是經脈和絡脈的總稱。經脈是運行氣血、調節陰陽的主幹，是粗大的，貫通上下，溝通內外，相對來說是位於深層的；絡脈是經脈的分支，具有網路的含義，位於淺層，較細小，縱橫交錯，遍佈全身。整個經絡系統內連臟腑，外絡支節，把人體聯繫成一個有機的統一整體。

《黃帝內經》裡還說過，地有十二經水，人有十二經脈。我的理解就是，**經絡系統就像是地面上的河流，河流的主幹就是經脈，河流的支流就是絡脈。**

《靈樞．經別》裡甚至說：「夫十二經脈者，人之所以生，病之所以成，人之所以治，病之所以起，學之所始，工之所止也。」意思是說，經脈系統，人因為有它的通暢才能健康生存，疾病因為有它的失調才能引起和形成，學醫要從學習經脈開始，醫生是否高明，就看他對經脈瞭解和掌握的程度如何。

這麼重要的系統，它的實質到底是什麼呢？經脈對養生保健又有什麼作用呢？這都是一直使人們困惑的問題。

一九七二年二月，美國總統尼克森訪華前，美國代表團的成員聽說中國有一種名為針刺麻醉的技術，可以在病人清醒狀態下實行手術，就提出要觀看針刺麻醉手術。

得到中國政府批准後，尼克森總統的先鋒官、政府官員、新聞媒體人員、總統私人醫生等三十多人，在北京一家醫院觀摩了針刺麻醉手術實施的全過程。他們提前拜訪了即將接受手術的病人，詢問病人是否用過止痛藥，是否同意他們到手術室觀看手術等。手術中，美國人詳細觀看了全過程。從針刺麻醉操作者在病人接近手腕外側扎針撚動，到實施開胸手術，到病人安詳的表情，到呼吸、血壓、心率等資料，全部做了攝像和記錄。術後，病人還從手術臺上坐起來，笑容滿面地回答了美國人的提問。看到病人神志清醒、平靜自如、沒有痛苦的表情，美國代表團成員確實被針刺麻醉的神奇效果折服了。

但這時候我國的中醫界卻分成了兩派。一派人認為沒有經絡只有穴位，否則不能解釋針刺麻醉的現象，認為經絡只不過是古人頭腦中假想的一種溝通臟腑與臟腑、臟腑與體表、體表與體表之間聯繫的通道，並沒有什麼實質結構存在，如果有實質存在的話，現代醫學應該早就研究出來了；另一派人還是堅持有經絡實體的存在，但是當時還提不出更多的證據。

一九七三年，上級有關部門調派中國科學院生物物理研究所的一位祝總驤的教授去研究經絡，組建北京經絡研究中心。祝教授做過多年的解剖學和生理學教學，他當時心想：經絡？哪裡有這個東西呀？解剖學和生理學中都沒有見到、說到經絡，人活得好好的。既然上級調我去研究經絡，我就用生物物理學的方法證明經絡並不存在，去證偽，也就可以交卷了。

如果祝教授能夠用生物物理學或者生物化學的方法，證明經絡根本就是不存在的，是古人在頭腦中假想的通道，那也真的算是對生命科學的一大貢獻。意外的是，**祝教授在近幾十年的研究中，不僅沒有能夠證明經絡不存在，反而證明了經絡是真實地客觀存在的，證明把經絡用於養生保健和防治疾病，有著驚人的意想不到的效果。**

祝教授的研究方法簡單到讓人意想不到的地步。因為他認為，古人不可能用複雜的方法和精密的儀器來發現經絡，所以我們今天的研究方法，越簡單越好。他用聲學的方法研究發現，經脈循行線具有高振動音特性。用電學的方法測定，經脈循行線具有低阻抗特性。幾十年來，他和團隊運用上述聲學和電學的方法測試了幾萬人，都能夠準確地找到**十四條經脈在體表的循行線，這些經脈的體表循行線終生不變，而且與《黃帝內經》所記述的經脈循行線基本一致**。於是這位最初抱著證偽的決心來研究經絡的人，現在比任何人都相信經絡的客觀存在，他甚至說，**「經絡是生命的基本特徵之一」，只要有生命，就有經絡。**

當然，研究經絡的不僅僅是祝教授的課題組，還有很多專家。這些現代研究成果**證明了經脈具有感傳特性，針刺的感覺可以沿著經脈傳導**；證明健康人的經脈循行線，具有高紅外輻射特性、高冷光輻射特性、高鈣離子濃度特性、高二氧化碳釋放特性、高磁場特性；經脈循行線還是放射性同位素穴位注射後的優勢擴散線。還有觀察發現，在人體的經脈中會形成毛細血管間的組織液的流場，這有點像海洋中的洋流，沒有管子，但有水流。而且這些生物物理學和生物化學的特性，有的還找到了解剖學的基礎。這一切研究都證實：**經脈確實是存在的，而不是假想的**。用祝教授的話來說，「經絡是多層次、多功能、多形態立體網路結構的調控系統」。

快速恢復健康的「三一二經絡鍛煉法」

我認識中國科學院的祝總驤教授是在二十世紀八〇年代早期，說起來都快四十年了。第一次見他，是到他的研究室參觀，那時他六十來歲，身體並不好，人很消瘦，食欲不振，胃脹胃痛，很怕冷，聽他老伴說，夏天睡覺還要蓋棉被，被協和醫院診斷為萎縮性胃炎，同時還有嚴重的神經衰弱，徹夜失眠，白天困倦，精力不足，記憶力減退。用過很多藥物，無論是胃病還是失眠，都沒有效果。

可是過了半年多，我第二次見他，想請他給我們大學的學生介紹他的研究成果時，他就像變了一個人，面色紅潤，精力充沛。

我問他：「半年沒有見，您吃了什麼靈丹妙藥，把自己的病治好了？」他說：「以前吃了很多藥都沒有效果，有一天突然想到，我們既然已經證明經絡是真的，是存在的，那我就自己實踐一下，看看經脈到底能不能治病，能不能治療我身上的病。可是全身那麼多經脈和穴位，從哪裡下手呢？」

祝教授說：「我的實驗結果發現實驗所測出來的經脈線，和《黃帝內經》所記載的經脈線大體一致，但也有差異，越是接近肢體末端，重合率越高。也就是說越是肢體末端的穴位越準確。於是就決定在肢體靠近末端的地方選穴位進行按摩刺激。」

「我們通過刺激經脈的方法，促進經脈中的氣血循環，肯定會有很好的效果。可是十四條經脈、數百個穴位，我從哪裡入手？」祝教授在他的經絡實證研究基礎上，並經過自己的親身實踐，創立了**「三一二經絡鍛煉法」**。也就是用「三一二經絡鍛煉法」很快使他恢復了健康。

三個讓人驚訝的穴位

為什麼叫「三一二經絡鍛煉法」？

「三」是指按摩三個穴位，即合谷穴、內關穴和足三里穴。

合谷穴在手背第二掌骨橈側的中部，是大腸經的原穴。為什麼叫合谷？合是匯、聚的意思；谷，就是兩山之間的空隙地帶。意思是大腸經的原氣經過並匯聚在這裡，形成強盛的氣場。大腸經從手走頭，沿著上肢外側的前緣上行，循行部位涉及上肢、頸部和頭面部，在內和肺以及大腸相連。

按摩合谷穴，可以活躍大腸經的經氣，也就是大腸經整個通道的氣血循環，可以調節治療消化系統病症，如腹痛、便秘、腸炎、痢疾，可以防治呼吸系統的病症和外感病症，如感冒發熱、咳嗽哮喘、咽喉疼痛，還可以防治頭面五官許多病症，如頭痛目眩、各種鼻炎、耳鳴耳聾、目赤腫痛、眼瞼下垂、牙痛、口瘡、口腔潰瘍、舌痛、面神經麻痹、腦中風、肩周炎、網球肘、頸椎病等，祝教授甚至把它說成是**「腦中風的天然剋星」**，中醫針灸歌訣裡的「面口合谷收」，就是講合谷穴的作用。

內關穴在前臂掌側腕橫紋往上兩寸（三橫指）的兩筋之間，為什麼叫內關？內是內部；關是關卡、關隘、關口。這裡是心包經

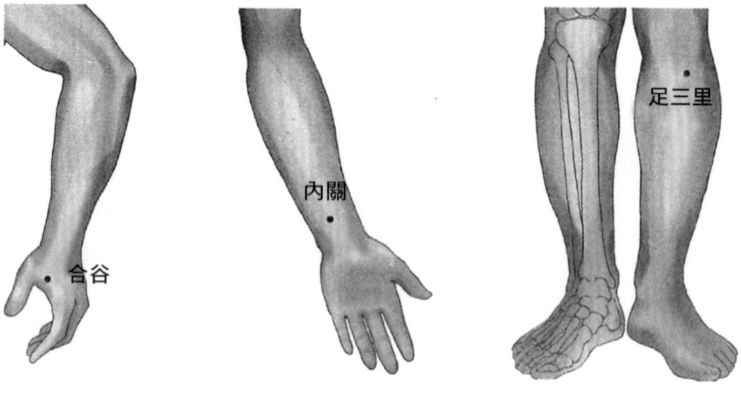

的體表經氣注入體內的關口。內關穴是心包經的絡穴，就是說心包經在這裡分出絡脈和三焦經相通。心包經起於心包，就是心的週邊，從胸走手，沿著手臂內側正中線循行。按摩內關穴，就可以活躍手厥陰心包經的經氣，以及三焦經的經氣，可以防治胸腹部所有的病症，像心痛心悸、心煩失眠、抑鬱躁狂、胸悶胃痛、噁心嘔吐、噯氣呃逆、黃疸、懷孕後的嘔吐、咳嗽哮喘、乳腺增生、乳汁缺乏、肘臂痙攣性疼痛等。祝教授把它說成是**「心臟病、哮喘病的自療法寶」**，針灸歌賦中的「胸腹內關謀」就是這個意思。

足三里穴在小腿前外側，外膝眼下四橫指就是三寸，距離脛骨前緣一橫指。為什麼叫足三里？有一種說法是，足指穴所在部位為足部，就是下部，這是和手三里穴相區別的。三里，指本穴的作用範圍有方圓三里之廣。足三里是胃經的合穴，意思是由肢體末端而來的經脈之氣，就像水流合入大海，到這裡最大。胃經從頭面胸腹一直沿著下肢外側的前緣到腳，按摩它可以活躍胃經的經氣，促使胃經整個通道的氣血循環，**除了可以防治消化系統的病症外，從頭到腳幾乎所有的病症都可以防治。**消化系統的病症如胃脹、噁心嘔吐、噯氣泛酸、腸鳴腹脹、拉稀便秘、消化不良等，其他病症我們從上往下來說：頭暈耳鳴、目赤腫痛、鼻塞流涕、胸悶氣短、咳喘多痰、肺癆咯血、心悸氣短、心煩失眠、躁狂瘋癲、乳腺炎、赤白帶下、痛經閉經、小便不利、遺尿、膝關節和小腿疼痛、下肢萎軟不遂等。

按摩此穴還有降血壓、強壯身體、提高免疫機能的作用。因此，有人說**「若要身體安，三里常不乾」**，是說常用灸足三里穴的方法，就可以達到健康長壽的效果。

亞洲的東北部有一個長壽村，據說那個村子的村民，從十八歲起，每年冬至那一天，都要用瘢痕灸法灸足三里，他們的長壽是不是和這個風俗有關，現在沒有得到考證，但是我經歷的一件事情，卻使我感到這個穴位的重要。那是很多年前，某醫學院校生理教研室的老師們帶著學生檢測一百多名退休人員的免疫機能，檢查結果發現，其中有三十多位老年人的免疫機能低下。這批免疫機能低下的老年人，就到生理教研室求助。教研室的老師發給他們幾把艾條，讓他們灸足三里，每次每穴灸二十分鐘，每天灸一次。幾個月後複查，絕大多數人的免疫機能指標都恢復到正常，這使生理教研室的老師們都感到很吃驚。**可見足三里穴的強壯作用，是不可小看的。**

這幾個穴位，左右各一，實際上是六個，用拇指自己按壓，按上去揉一揉，再放鬆，兩秒鐘一次，一分鐘做三十次，六個穴位，六分鐘就做完了。祝教授說，「合谷內關足三里，日按一遍健全身」。

腹式呼吸可促進九條經脈的氣血循環

「三一二經絡鍛煉法」的「一」，是指**腹式呼吸**，就是意守小腹部，也叫意守丹田，主要靠腹部肌肉的運動和膈肌的上下運動來呼吸，盡可能不用肋間肌的運動來呼吸。祝教授認為，腹部有九條經脈，其中肝經、脾經、胃經、腎經左右各一條，正中是任脈，共九條經脈通過腹部，因為經脈都在肌肉中循行，通過腹式呼吸的腹部肌肉運動，就**促進了九條經脈的氣血循環**。時間可以根據自己的情況，每次做十分鐘或更長的時間。

鍛煉雙腿，能激發所有通過腿足的經絡

「三一二經絡鍛煉法」的「二」，是指**鍛煉兩條腿**，因為足三陽經和足三陰

經都通過腿部，並縱貫全身。祝教授提倡的是**下蹲運動**。**兩腿下蹲，站起反覆多次，每次做八九分鐘，可以激發所有通過腿足的經絡，促進氣血通暢，調節人體陰陽平衡**。當然，有膝關節病變的人不能下蹲，也可以用快速走路、騎車、游泳等其他體育運動的方式，來代替下蹲運動。

心要靜，身要動，百歲健康不是夢

「三一二經絡鍛煉法」就是這樣**通過穴位按摩、腹式呼吸和以兩腿下蹲爲主的體育運動來激發人體經絡之氣的運行**，從而達到經絡「行血氣、營陰陽、決生死、處百病」的作用，有病治病，無病強身。三項活動也可以分開做，不一定一次把三項活動都連續做完。

祝教授通過自己的研究找到了經絡，又把研究成果首先用到自己的身體健康調節上，不到半個月，食欲有了，胃不痛不脹了，不到一個月，睡覺好了，幾分鐘就能睡著，連叫都叫不醒。腦力、體力、精力都明顯提高。祝教授出生於一九二三年，九十歲的時候，從家到研究室十幾公里，每天騎自行車上下班，而且快騎到研究室的時候，還要下車推車跑步一公里多。這樣的運動量，別說是九十歲的老人，就連年輕人恐怕都不容易做到。在每年的體檢中，教授的血壓、血糖、血脂、肝腎功能等全部正常，有的指標和年輕人是一樣的。創編「三一二經絡鍛煉法」的祝教授，本人就是經絡鍛煉的受益者。

我們應當注意的是，**「三一二經絡鍛煉法」，既有對穴位的按摩刺激，又有肌肉肢體的運動，是運動和按摩完美的結合，但出發點都是爲了促進經脈氣血的循環。**

我提倡的健康養生法是「心要靜，身要動」，而「三一二經絡鍛煉法」也正是心靜身動的結合。「三一二經絡鍛煉法」後來被國家推薦為科學健身法。中、美、英、法、新、馬等全球數十個國家，超過一億練習者受益，歐盟連續十一年派遣代表團來華學習，國內外數十家媒體持續關注三十餘年。

我曾經參加過一次「三一二經絡鍛煉法」練友聯誼會，是採用這個鍛煉方法的人們，交流自己鍛煉的心得體會。練友們的發言著實使我震撼。很多患有糖尿病、高血壓、高血脂、冠心病、哮喘病、胃腸病、嚴重失眠等疾病的病人，通過「三一二經絡鍛煉」，不再使用藥物，而一切指標正常、症狀消失，達到恢復健康的標準。這使我過去認為許多疾病都需要終身吃藥的觀念產生了動搖。

祝教授的口號是，**每天只需二十五分鐘，隨時隨地都可以練習，循序漸進，持之以恆，滿懷信心，百歲健康從此不再是夢！**

經絡穴位還有很多謎等著我們去研究、利用

祝教授經常說，對經絡的刺激，可以改善氣血的循環，我們前面又提到燒山火和透天涼的手法，可以改變毛細血管的收縮和舒張狀態。經絡和血液循環到底是什麼關係呢？

原來解剖學的研究發現，在經脈這個通道上，毛細血管特別密集，針刺或者按摩穴位以後，可以改變毛細血管擴張或者收縮狀態。也就是說，原來毛細血管處於收縮痙攣狀態，供血不足，給它刺激以後，它就可以自動調節到適當擴張、供血增加的狀態；原來毛細血管是充血鬱血、血流不暢的，給它刺激以後，它就自動調節到適當收縮、血流暢達的正常狀態。而且這種調整狀態並不僅僅局限於刺激穴位的局部，還會沿著經脈的循行路線慢慢地傳導下去，一直傳導到相關的

內臟，從而就可以明顯地改變相關內臟的氣血循環，把相關內臟的健康狀況，調節到最佳狀態。這就是為什麼運用針刺的手法技巧，可以使病人有冷熱的傳導，並且使這種感覺直達病所的道理所在。但這種血液循環調節改善的變化，是如何沿著經脈推進的，現在還是一個謎。

但是我們可以得出結論：**刺激經脈或者經脈上的穴位，可以調動人體的自調機能，調節相關內臟的健康狀況，可以消除亞健康和改善某些疾病的症狀。我們也就能夠理解《黃帝內經》所說的經脈具有的「行血氣、營陰陽、處百病、決死生、調虛實」的功能了。**

使我常常感到不可思議的是，我們的老祖宗究竟是用什麼樣的方法發現了經絡的存在，並且能把經脈的循行路線描述得這樣清楚準確？又是用什麼方法發現了中醫學中的許多原理，把經絡和其他許多原理用於防治疾病，獲得了可靠的療效？而我們現代人別說發現這些東西，就連它的實質究竟是什麼都還沒有研究清楚，以致對它不理解，甚至想到要把它淘汰掉。這是人類文化歷史上的進步還是退步呢？

每個人都能做自己健康的主人

中醫藥學，是伴隨著人類的出現而萌芽的，是伴隨著中華傳統文化的豐富而成長壯大的，是伴隨著人類文明的進步而發展成熟的。我相信，只要我們這個星球上有人類存在，中醫藥學就會存在！當然在中醫藥學漫長的發展道路上，諸多文獻中有好壞混雜的，有魚目混珠的，有主觀臆測的，有故弄玄虛的，所以它並不完美無瑕，只要我們認真研究，去其糟粕，取其精華，最終它會被全世界的人們所瞭解、所理解、所接受。

我祝願每一位朋友，能從我們老祖宗留下來的中醫養生保健思想和方法中汲取營養，人人健康長壽。

與生俱來的自調機能是健康的守護神，每個人都能做自己健康的主人；修心養性，減少對自調機能的干擾；順應自然規律和生命規律，減少自調機能的損耗；運用各種刺激手段，促進自調機能永保活力。這是**健康養生的三大關鍵**。當然，防禦外邪也是養生防病的重要方面，這是每個人都容易理解和做到的事情。最後，我有一段諺語送給大家：

善心對世界，恬淡並虛無。
消除貪嗔癡，德高性寬厚。
經常偷著樂，切勿樂過頭。
氣是惹禍根，酒是穿腸毒。
飲食宜清淡，饑飽須適度。
排便要通暢，睡眠應充足。
循經拍推按，氣血暢通流。
心靜身常動，健康又長壽。

附錄

122條健康金句

✦ 對人的一生來說，什麼最重要？肯定就是健康，因為沒有健康，就沒有一切！

✦ 一個人，只有軀體健康、心理健康、社會適應良好和道德健康四方面都健全，才是一個健康人。

✦ 我們是人，和動物最大的不同是，人是有理智的，一個健康的人是能夠用理智控制情緒和一切行為的。

✦ 有的人好像是為輿論在活著，我想問你：你是為自己、為事業活著呢，還是為輿論活著？

✦ 每個人都應當在事業上不斷進取，在財富上不斷追求，在學術上不斷創新，但不管你處在什麼地位或者什麼階層，都要時時找到一種滿足感和幸福感，也就是中國人經常說的「知足常樂」的感覺。

✦ 健康包括形體健康和心理健康兩方面，無論是哪一方面的失調，都是健康的失調，都不是健康人。

✦ 現實生活中有許多人存在著一種似健康非健康、似病非病的中間狀態。

✦在任何年齡段都有大量的亞健康人群，亞健康並不是中老年人的專利，和年輕人的關係也十分密切。

✦世界衛生組織把亞健康當作二十一世紀人類健康的頭號殺手。生命的開始，就是衰老的啟動。所以養生抗衰老，從小就要開始，一生中都要進行。

✦抗衰老的過程，就是抗亞健康的過程，就是抗慢性病的過程。

✦保護人體健康的關鍵，是人體的自我調節機能，這個機能是與生俱來的，是自動調節的，又是優化調節的，也就是把人體的機能自動調節到最佳狀態。

✦導致個體出現健康問題的主要原因就是人體自調機能的失調或下降。

✦健康是掌握在自己手中的，健康是需要自己管理的，我的健康我做主！

✦惡性腫瘤的病因雖然至今還不確切知道，但國際上很多醫學家認為，它和不良情緒、心理創傷在潛意識中留下的記憶有關。

✦我們人體的氣，該升的升，該降的降，該出的出，該入的入，但一定要流暢無阻。

◆ 怒是人對外界某些刺激的心理反應，如果一點火就著，根本不值得發怒的事情也發怒，往往是肝火旺的表現。如果一點都不會生氣，這人也不正常，這可能和肝氣、肝血太虛有關。

◆ 有的女士在月經期，盛怒之後月經突然中斷，隨後出現了小肚子脹痛、兩脅痛、肝區痛、乳房脹痛、眼睛脹痛，還有嚴重的頭痛。為什麼？因為肝的經脈從腳沿腿的內側上行，抵少腹，絡陰器，布兩脅，絡膽屬肝，繼續上行過乳房，連目繫，和督脈交於巔頂。她在盛怒以後，整條經脈的氣血都是瘀滯的，在經脈的循行部位上，都出現了脹痛的現象，所以說「怒傷肝」。

◆ 有嚴重心臟疾患的人，驚喜、狂喜、暴喜這樣的情緒都要避免，一定要保持情緒穩定。

◆ 思考問題是我們正常人普遍存在的心理活動，是一個人的正常生理功能，不會對健康造成損害。但如果思慮過度，或者所思不遂，就會導致氣機的鬱結，尤其是脾氣的鬱結。

◆ 中醫「脾」的本義，就是輔助胃腸將食物的精華物質和水液向全身輸佈的器官，也就是消化系統的消化吸收機能。

✦ 人出生後，主要依靠消化系統通過和外界交換物質的方式來獲取能量，所以中醫說「脾胃是後天之本，氣血化生之源」，我想每個中國人都能理解這樣的認識和說法。

✦ 有很多人只知道解剖學的「脾」，不知道中醫學所說的「脾」原本含義。某人脾功能亢進，嚴重貧血，西醫把他的脾切除了，他活得好好的，所以有些人說「中醫關於脾是後天之本的認識是錯誤的，早就該淘汰了」，其實這些人是不知道中文「脾」的本來含義。

✦ 在臨床常見的疾病中，大約有七十％以上的疾病，屬於心身性疾病。

✦ 消化系統的許多疾病的發病、發展和心理社會因素都密切相關，如上消化道潰瘍（胃潰瘍和十二指腸潰瘍）雖然和幽門螺旋桿菌感染有關，但感染幽門螺旋桿菌的人並不一定都發病，而發病或者病情復發，在感染幽門螺旋桿菌的前提下，幾乎都和精神心理因素相關。

✦ 有的慢性結腸炎的病人，一生氣就復發，會拉肚子，這正是心理社會因素導致的結腸炎的發作。便秘也和心理社會因素有關。

✦ 月經紊亂、黃褐斑、脫髮、失眠都和心理社會因素密切相關，都可以歸屬於心身性疾病的範疇。

✦ 凡是得心身性疾病的人，基本都是聰明的人。所以，從健康這個角度來說，真可以說是「聰明反被聰明誤」，面對一個很聰明的孩子，教育一定要以正面引導為主，以鼓勵為主。

✦ 有句話叫「外科不治癬，內科不治喘」，是說皮膚病和哮喘在治療上都很困難，之所以困難，是因為醫生對病人自身的心理因素往往束手無策，這就更需要病人本身進行心理、精神、情緒上的調節。

✦ 內分泌系統的疾病，比如糖尿病、甲狀腺機能亢進、肥胖症都和心理社會因素密切相關，尤其是甲狀腺機能亢進，我所見到的病人發病、加重或復發，沒有一個不是因為外界的精神壓力或者緊張焦慮的心理情緒因素引起的。

✦ 惡性腫瘤的發展和惡化與心理因素關係十分密切。有不少人知道了自己的病情後，惶惶不可終日，導致了病情的迅速惡化。

✦ 男性的性功能障礙，如陽痿、早洩、遺精、性欲低下等，如果不是器質性病變引起的，無一例外，都和心理情緒因素有關。

✦ 妊娠反應並不是病，是一種妊娠以後的正常現象，但反應的輕重和心理確實有一定的關係。

✦ 難產、癔症（歇斯底里）、圍絕經期綜合症（更年期綜合症）的發病及發展，和心理社會因素也密切相關，尤其是癔病，在一個女性群體中，常常因為心理的暗示而群體發作。

✦ 厭食的兒童，家長或者監護者總想讓他多吃，於是難免就會採取責罵的方法給孩子以壓力，其結果是，一到吃飯，家長就給孩子壓力，孩子一有壓力，就更加沒有食欲，更加不願意吃飯，於是就造成了惡性循環。

✦ 心理社會因素不僅可以導致疾病的發生和加重病情，在特殊的情況下，精神的崩潰甚至可以直接導致人的死亡。

✦ 在疾病的潛病期、前病態的時候，也就是亞健康狀態的時候，醫生能幫上我們的忙嗎？幫不上！因為疾病還沒有診斷出來。這個時候只能靠我們每個人自己，通過養生，把疾病消滅在萌芽狀態。尤其是把心身性疾病消滅在萌芽狀態。

✦ 魔由心起，病由心生。澆花要澆根，養生要養心。解鈴還須需繫鈴人，心病還要心藥醫。修心養性，排除干擾，解放自調機能，這是養生的第一關鍵。

✦ 文化需要繼承傳統，養生需要借鑒歷史。在古今中外的歷史上，許多學派的核心就是對生命本質的參悟，對養生要領的闡釋。

✦ 養生要養心的「心」，指的是主神志、主管精神情感的「心」。

✦ 養生要養心，是歷代不同學派養生家共同的主張。而養心的關鍵就是靜心，靜能生慧。要做智慧的人，用大智慧處理一切事情，而不是用情緒來處理事情。

✦ 心要靜，身要動。靜能生慧，動能生陽。動靜相結合，健康屬於我！

✦ 一個人在壓力大的時候、鬱悶的時候發洩一下，是緩解壓力、宣洩鬱悶的一種途徑。宣洩是需要的，宣洩的方法也是多種多樣的。

✦ 當你在某一個問題或者某一件事情上遇到了困難或挫折，千萬不要陷在這個坑裡爬不出來，趕快換一個方向爬出來，把自己的精力轉移到另一個方向繼續前進。只有傻瓜在一棵樹上吊死，只有傻瓜才鑽進牛角尖裡把自己憋死。

✦ 《黃帝內經》有「恐勝喜，喜勝悲，悲勝怒，怒勝思，思勝恐」的說法，這個方法是根據五行相克和五臟與情感相關的理論來分析的。

✦ 從中醫的角度來說，思為脾之志，在五行中屬土；恐是腎之志，在五行中屬水。土克水，所以思能勝恐。

✦ 糾結放下了，釋懷了，我們的自我調節機能也就解放了，也就可以自動地把我們的健康調節到最佳的狀態。

✦ 人的自我調節機能可以讓身體自己給自己治病。

✦ 各位朋友，今天你就去試一試，看看能不能做到物我兩忘，意氣俱靜，連「什麼也不要想」這個意念也不要有，但是並沒有睡著。這樣就可以使人體的自調機能發揮到淋漓盡致的地步。如果能做到，那就一定是有造化的。

✦ 意守法，守什麼地方？你可以意守丹田。丹田在臍下三寸的小肚子處。同時配合腹式呼吸，也就是吸氣的時候小肚子輕輕地鼓起來，呼氣的時候小肚子自然放鬆癟下來。

✦ 可以守身外之物。比如意守一朵玫瑰花，也可以默念字句，比如默念「鬆靜」兩個字，念著念著，就進入了放鬆、寧靜的狀態，這也是找「拴馬樁」的方法，也叫「以一念代萬念」，腦皮質寧靜下來了，我們的自調機能就發揮出來了。

◆當我們練好吞津的方法後，我們的唾液分泌多了，我們就會自然感到心不煩了、不焦慮了、不緊張了、淡定泰然了，這顯然對整個心身健康有極大的好處。

◆主動練習入靜的方法或者說技術，有三個特點：一是放鬆、二是愉悅、三是專注。不管你用什麼方法，只要進入這三種狀態，就是養心，就是養生，就是對自調機能的解放。

◆日常生活要達到哪「三種狀態」呢？它們就是放鬆狀態、專注狀態、愉悅狀態。只要有這「三種狀態」，即使工作了一整天，也不會感覺到疲勞，因為這個狀態近似於練功的身心狀態。

◆有「四個快樂」是我們健康的得力助手，它們是助人為樂、知足常樂、自得其樂、沒樂找樂。

◆喜則氣緩，經常保持愉悅的心情，利於身心放鬆，利於解放自調機能。快樂和不快樂，完全看你自己的心態。你覺得快樂就快樂，你覺得不快樂就不快樂，這就是境由心造，樂由心生。

◆養生的一大要領就是，順應自然規律和生命規律，降低自調機能的損耗，保護自調機能。

✦ 真正的醫生就是我們體內的自調機能，真正的靈丹妙藥就在我們體內，就看你能不能很好地發揮它的作用。

✦ 七天，這就是普通感冒的自然病程，自然病程結束了也就自己好了。我把它叫作外感病的七日節律。

✦ 感冒以後體力的休息十分重要，這是保護正氣、促進疾病自癒的重要手段。

✦ 在得感冒期間，無論是體力活動過度，還是腦力的過度疲勞，都不利於疾病的自癒。

✦ 得了感冒，不僅體力和腦力都不能過勞，注意飲食清淡，不要吃飽，也極其重要。

✦ 沒有規律的生活，隨意應用和內分泌相關的藥物，對正常生理節律的影響，都是十分明顯的。這就提示我們，養生一定要遵循自然規律和生命規律。

✦ 在《黃帝內經》看來，人和萬物都是天地大自然的子女，人和萬物與天地大自然就是子女與父母的關係。

◆ 古人認為天地大自然是人類的父母，所以要瞭解人的生理功能和病理特點，就要採取「仰觀天文，俯察地理，中知人事」的方法，要求醫生的知識結構是「上知天文，下知地理，中知人事」。

◆ 太陽的東升西落，鑄就了大自然和一切生命的晝夜節律，如果你能過著日出而作、日落而息的生活，就是遵循自然規律和生命規律，就能把自調機能的損耗降低到最低限度。

◆ 如果不是出於工作需要而過著白天睡覺、夜間瘋玩、晝夜顛倒的生活，肯定會對我們的自調機能造成很大的損耗，這顯然不利於健康。

◆ 春氣溫和、夏氣暑熱、秋氣清涼、冬氣凜冽的四季規律，給地球上所有的生命打上了深深的烙印。一切生物按照自然規律生、長、收、藏，就能應天時、得地利，順利完成生命的輪迴。

◆ 如果一個人在夏季把空調溫度調得很低，在冬季把暖氣溫度調得很高，違逆冬寒夏熱的自然規律生活，也必然會對健康不利。

◆ 在自然界，如果一棵植物違逆自然規律，一定要冬天發芽生長，等待它的就是死亡。

✦ 四時陰陽，陰陽四時，就是四季陰陽的消長變化，或者說是陰陽的四季消長變化，是萬物產生和滅亡的本源。高明的人，應當春夏養陽、秋冬養陰，順應化育生命的根本規律，這樣就能夠和地球上的萬物一樣生長沉浮。

✦ 中醫所講的陰陽，原本不是哲學，更不是迷信，而討論的是大自然化育生命的基本條件，沒有陰陽的不亢不烈、不冰不寒、協調穩定變化，就沒有生命的化生。

✦ 沒有陰陽的平衡協調的交替運動，就沒有生命的誕生。

✦ 毫無疑問，地球上所有的生命都被打上了陰陽的烙印。換句話說，陰陽就是大自然賦予地球生命的「遺傳密碼」。

✦ 陰陽的存在，是萬事萬物形成和存在的根源和基本條件。

✦ 中醫的陰陽學說，也包括五行學說，原本是古代人類運用自身的眼、耳、鼻、舌、身、意觀察自然現象、總結自然規律、探索生命化生的基本條件以至生命起源，所得出的自然科學結論，屬於古代自然科學的範疇。

- 凡是明亮的、溫暖的、躁動的、向上的、積極的，就屬於陽；凡是黑暗的、寒冷的、寧靜的、向下的、消極的，就屬於陰，因此，《黃帝內經》進一步總結為「陰靜陽躁」。
- 中醫把人體內具有溫暖作用的、可以提供熱能和動力的細微物質，叫陽氣；把具有滋潤作用的、可以提供物質基礎和營養的細微物質叫陰氣。
- 大自然的陰陽不亢不烈、不冰不寒、平衡協調，是化育生命的基本條件，人體陰陽的不亢不烈、不冰不寒、平衡協調，就是健康的保證。
- 人體陰陽二氣失調，就會形成疾病，所以《黃帝內經》裡說：「陰陽乖戾，疾病乃起。」乖戾就是失調，就是相背離，疾病就會產生。
- 《黃帝內經》裡說「生之本，本於陰陽」。治病必須從調理陰陽入手。因此，健康和陰陽就有著密切的關係。
- 大自然在什麼季節化生了什麼樣的食物和果蔬，對人類來說，就是最健康的食物和果蔬。
- 用陰性或者陽性的藥物來糾正陰陽失衡的病證的時候，也要適可而止，用得過頭了也會引發新的陰陽失衡。

✦ 在古代，五行和五材的概念是同時存在的，用的也都是木、火、土、金、水這五個字，但根本不是同一個層面、同一個層次的東西。

✦ 一位中學老師也問過我，他的女兒找人算命，說命中缺水，糾正的辦法是在床下放一瓶水，打開蓋子，就可以解決問題。這其實都出於對五行的誤解，是把五行和五材混淆了起來，把五材當作五行了。

✦ 所謂五行，是指自然界氣的五種運動趨向、運動狀態。

✦ 五行學說中，木、火、土、金、水這五個字，根本不是五種物質、材料或元素，而是氣的五種運動趨向。「木」代表氣的生發疏泄運動，就是升降出入的「出」；「火」代表氣的上升運動，就是升降出入的「升」；「金」代表氣的內收運動，就是升降出入的「入」；「水」代表氣的潛降運動，就是升降出入的「降」；而「土」代表氣的升降相平衡、出入相平衡。

✦ 人在春季應當怎樣養生呢？應當順應陽氣的生發和疏泄，使自己身體的陽氣也生發疏泄出來。

✦ 人們常說「春捂秋凍，百病不生」，這實際是提示在春季和早晨，保溫是利於保護和促進陽氣生發的。連衣服都要求適當多穿，要你卻在這個時段喝涼水、用冷水沖澡，這和春季裡小苗剛剛出土，突然來了一場霜凍有什麼區別？

✦ 自然界每年的春季和每天的早晨都是陽氣的生發疏泄運動為主導，這在中醫裡就叫木氣當令，也就是木氣值班。

✦ 夏季午睡，是保護陰液、減少損耗、保護心臟、抵禦暑熱的重要方法。

✦ 在陽熱亢盛的時段，為了防止人體的陽氣過度亢奮，反而要採取潛降陽氣的方法來養生，而不是順應陽氣亢盛的方法來養生。

✦ 保養人體的陽氣，既不能使陽熱太過，也不能使陰寒太過，只有適中才是適宜的。

✦ 一年之中，秋季陽氣的運動趨向是內收的。一天之中，下午三點至晚上九點，也就是這申、酉、戌三個時辰，陽氣的運動趨向也是內收的。

✦ 有人建議，傍晚空氣品質好，傍晚或者晚上是到室外運動鍛煉的最好時間，其實這和《黃帝內經》秋季養陽氣內收的思路不符合。

✦ 在冬季違背了這個養藏的原則，就會損傷腎臟，使腎主藏精的功能受到影響。人們提倡冬季進補，主要是補腎的陰和陽。

✦ 春季養陽氣的生發，夏季養陽氣的上升，這就叫「春夏養陽」，因為這都是陽氣的陽性運動；秋季養陽氣的內收，冬季養陽氣的潛降，這就叫「秋冬養陰」，因為這都是陽氣的陰性運動。

✦ 陽氣的生發和上升運動，屬於陽性運動；陽氣的內收和潛降運動，屬於陰性運動。氣的運動趨向由陽性轉為陰性的時候，中間肯定會經過平穩的過渡。

✦ 五行的本義既然不是指具體的材料和物質，五行的生克關系也就不應當用五種材料和具體的東西之間的關係來解釋，而要用陽氣的不同運動趨向之間的關係來解釋。

✦ 如果某行的運動太過，也會打亂五行間的平衡和協調，這就需要有五行之間相制約的機制，這就是五行的相克。

✦ 五行有相生，就不至於導致某行的運動趨向不足；五行有相克，就不至於出現某行的運動趨向太過。

✦人的一生中，不可能都是一帆風順的，不管我們在生活和工作中遇到什麼樣的艱難困苦，我們都要保持一種淡定的心態，理智地面對，用我們的智慧去化解和克服一切，把一切困苦看成是對我們心智的考驗、對我們身心的歷練，在我們生命的進程中，每天留下的都讓它是一條條寬寬亮亮的光明記錄，而不是一條條窄窄黑黑的苦難痕跡。

✦從肝膽病的角度來看，治療肝膽的疾病時，不要忘了保護脾胃。

✦五行和五方的歸屬，是我國地域文化的產物。離開這個地區，離開北半球就不見得正確。

✦（中國地域內）朝南的建築既向陽又背風，利於人體的健康，並不是為了保腎。

✦有古代的養生書上說：「心病者，面南練功；腎病者，面北練功；肝病者，面東練功；肺病者，面西練功。」這種說法其實也沒有實用價值。練功或運動，只要選擇一個背風向陽的地方就可以了，沒有必要如此教條。

✦把燥歸屬於金行，是我國中原地域文化的特色之一，而不是放之四海皆準的真理。

✦ 某種顏色大面積渲染的時候，可以影響人的氣的運行，從而就會對人的心理和情緒產生一定影響，這才是五色歸五行的依據。

✦ 顏色只有大面積渲染的時候，才能對人的身心以及氣的運行發生微小的作用，而不是一粒小小的種子、果實或者一片小小的葉子的顏色不同，就會產生不同的作用和功效。如果把動植物的食用和藥用功效教條地用顏色來解釋，往往不符合實際。

✦ 如果教條地說「紅色入心，黑色入腎，白色入肺，黃色入脾，綠色入肝」是有問題的，事實並不一定是這樣。

✦ 我們既應當知道五行配五色的由來，還應當知道事物的複雜性和多樣性，中藥和食物的歸經和功效是從臨床實踐檢驗中總結出來的，並不是以它表面的顏色來決定的。

✦ 口味的變化常常是內臟功能失調的反應，口鹹的多為腎水上泛，口甜的多是脾胃濕熱，口辣的基本見於肺熱，口酸的多是肝熱犯胃，口苦可見於心火旺盛，當然肝膽以及胃火偏盛也會口苦。

✦ 實際上《黃帝內經》強調的是，五味中的每味都可以入任何一臟，每臟都可以接受五味，並利用辨證選味的方法，來調節臟器的功能。

✦ 《黃帝內經》並沒有教條地局限在酸苦甘辛鹹分別與木火土金水、肝心脾肺腎相配的圈子裡，而是辨證應用五味的。

✦ 中藥中所說的味，有時候並不是我們品嘗後味覺器官所感受的實際味道，而是根據藥物的功能反推出來的味。

✦ 你要把極其複雜的生命重新還原，用簡單的五行進行分類，必然會存在牽強附會的現象，五菜、五果、五穀、五畜等的五行歸類配屬，也存在著同樣的問題。依我看，穀、肉、果、菜都可以入任何一臟，就像五味皆可入任何一臟一樣。我們不應當把這些分類僵化和教條化。

✦ 《黃帝內經》把人體的五臟、五腑、五體、五官、五液也聯繫在一起，但並不是從陽氣的運動趨向這個角度來關聯了，而是從組織器官之間的生理、病理關係的角度來關聯的，而這些聯繫對養生保健和疾病的治療有著重要的指導意義。

✦ 一些年高體弱的老人，出現便秘，就屬於腎陽虛衰，會出現陽虛冷秘的現象。

也就是說腎中陽氣不足，溫度太低，水被凍成冰了，於是就停滯了。當然，這只是一種比喻。對於這種陽虛冷秘，中醫採用的是溫腎陽的方法來治療。腎陰不足，滋潤的功能低下，腸道失去了潤澤，也會造成大便秘結，這種情況，就要用養腎陰的方法來治療。

✦ 人體健康的守護神，是與生俱來的自我調節機能，養心、修性、修德，減少不良情緒和情感對自調機能的干擾和抑制，解放自調機能，這是養生的第一要領。遵循自然規律和生命規律，減少自調機能的無故消耗、無端損耗，保護自調機能，這是養生的第二要領。養生的第三要領是什麼呢？就是運用各種物理的刺激手段，激發、鞭策自調機能，通過自調機能的積極調節，保持身心健康。

✦ 民間長久流傳，又被現代養生保健機構甚至醫院的醫生們開發、創新、應用的許多物理療法，大多屬於鞭策促進自調機能的方法，比如拔罐、刮痧、推拿、點穴、正脊、足部按摩、推筋導絡等，都是不同的「抽鞭子」的方法。這些刺激方法都能改善氣血循環，激發推動人體的自調機能。

✦ 人體是一個統一的整體，人體的自調機能隨時都在進行整體的平衡協調的調節。

健康養生區 Healthy Living 019

解放心念

徹底轉變心念，才能恢復健康

【調和怒、喜、思、悲、恐等情緒，啟動身體自癒力】

作　　者：郝萬山
責任編輯：梁淑玲
封面設計：楊啟巽
內頁編排：王氏研創藝術有限公司

出版總監：林麗文
副 總 編：梁淑玲、黃佳燕
主　　編：賴秉薇、高佩琳
行銷企畫：林彥伶、朱妍靜
印　　務：江域平、李孟儒

社　　長：郭重興
發 行 人：曾大福
出　　版：幸福文化／遠足文化事業股份有限公司
地　　址：231 新北市新店區民權路 108-1 號 8 樓
網　　址：https://www.facebook.com/happinessbookrep/
電　　話：(02) 2218-1417
傳　　真：(02) 2218-8057
發　　行：遠足文化事業股份有限公司
地　　址：231 新北市新店區民權路 108-2 號 9 樓
電　　話：(02) 2218-1417
傳　　真：(02) 2218-1142
電　　郵：service@bookrep.com.tw
郵撥帳號：19504465
客服電話：0800-221-029
網　　址：www.bookrep.com.tw

法律顧問：華洋法律事務所　蘇文生律師
印　　刷：通南印刷有限公司
初版一刷：2022 年 12 月
定　　價：380 元
ISBN：978-626-7184-49-3 (EPUB)
ISBN：978-626-7184-49-3 (PDF)

國家圖書館出版品預行編目資料

解放心念：徹底轉變心念，才能恢復健康【調和怒、喜、思、悲、恐等情緒，啟動身體自癒力】/ 郝萬山著 . -- 初版 . -- 新北市 : 幸福文化出版社出版 : 遠足文化事業股份有限公司發行 , 2022.12
面；　公分 . -- (健康養生區 Healthy Living ; 19)
ISBN 978-626-7184-49-3(平裝)
1.CST: 中醫 2.CST: 養生
413.21　　111016761